凄腕エステティシャンが教える、
きれいで健やかな、

腸とあなたを育む一週間

Chouette
青木 紀子

三恵社

「きれい」の前にあるもの　――まえがきに代えて

わたしたちはみんな、「きれい」が好きです。

きれいな風景――。

きれいな花――。

きれいなこころ――。

もちろん、きれいな人も大好きです。きれいな人は他人のこころはもちろん、その人自身のこころも華やかにし、慰め、やる気ややさしさを生み出してくれるからです。

「きれい」は世界を豊かにするのです。

だから、誰もがきれいになりたいと願うのです。


ではどうすればきれいになれるのでしょう？

――高級な化粧品を使う？

高い化粧品を揃えただけではきれいにはなれません。

――美容整形する？

ハッピーになるならそれも手でしょう。だけどお金がかかりますし、その前にやるべきことはたくさんあります。

――エステティックサロンに通う？

わたしたちは美容のプロです。どなたでも最高の状態に仕上げさせていただくことはできます。

――もしかして、元からきれいじゃなきゃだめ？

そんなことはありません。誰だって磨けば光ります。きれいじゃない人は磨いていないのです。そうでなければ、エステティシャンは腕の見せ所がありません。

――じゃあどうすればいいの？

答えは、内面をきれいにすることです。

内面といっても、こころではありません。

皮膚の下に実際にあるもの――そう内臓です。内臓の中でも、とくに腸を整えてあげることが、「きれいになる最初の一歩であり、一番の近道」なのです。

わたしはこの本で、腸を整えるための生活習慣をみなさんにご提案します。

つらい運動や特別なダイエット方法などはひとつもありません。

「きれいになる魔法」のようなものを期待していた方々は、ガッカリした気持ちになると思います。

でもわたしは下手にお化粧した「言葉」でなく、エステティシャンの現場で実感した、「真実」を伝えたかったのです。


きれいになるための「真実」。

それは、生活習慣の改善以外にありません。

わたしといっしょに、きれいになりましょう。

一瞬でなく、一生きれいでありますように。

二〇一七年春

自由が丘のエステティックサロン「シュエット」代表　青木紀子

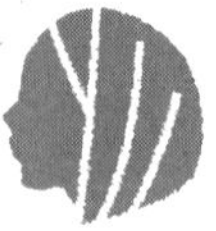

本書の使い方

この本できれいになる方法

この本では、曜日ごとにテーマをもうけています。各曜日内は、次のような構成です。

①テーマと主旨、②あなたに実践してほしい3つの目標、③あなたに守ってほしい3つのタブー、④理想のタイムスケジュール、⑤このメンテナンスが必要なわけ、⑥あなたのための腸知識。

テーマに関連して、「実践してほしいこと」と「守ってほしいこと」を3つずつ考えました。「3つ」なのは、人が一度に覚えて実践するのに適切な数だからです。また、気持ちが前向きな日は②「実践してほしいこと」、落ち込んでいたり悩んでいたりしている日は③「守ってほしいこと」を実行してください。自分のこころのコンディションによってメニューを変えるのは、継続するための知恵です。大切なのは「続けること」なのです。

②③「3つの目標／タブー」や④「タイムスケジュール」通りにいかなくても気にしないでください。くよくよすることは精神にも肉体にもよくないからです。みなさんはすでに仕事や育児、病気や体質という制約の中でご自身のタイムスケジュールを作っているはずです。それは大切にしてください。変えていただきたいのは小さな生活習慣です。
また本書は、適性や実力を計るテストではありません。できないからといって、自分に×をつけるのは止めましょう。それより「実行できたこと」に注目し、「できた自分」をほめてあげてください。その経験は必ず次に生かされます。

少しむずかしいですが⑤「メンテナンスが必要なわけ」や⑥「腸知識」は必ず読んでください。理屈がわかれば、効果も高くなります。

このメニューは「やせる」「きれいになる」ために作られたわけではありません。適切な生活習慣の習得を通じて健康な体を作り、結果として「きれいなわたし」を獲得することを目的としています。

もちろん一週間では効果は出ません。半年、一年、できれば一生続けてください。

勉強、仕事、家事、子育て――。

その合間にちょこっとずつ実行してくれると、とてもうれしいです。

◎目次　腸とあなたを育む一週間

I

Sunday program

日曜日のあなた
こころをクレンジング

一週間の始まりを日曜日に設定しましょう。

なぜなら、スポーツに準備体操があるように、
わたしたちの美や健康にも準備が必要だからです。

では、すばらしい一週間にするための準備とは？
それは、気持ちを、オープンで前向きな状態に整えることです。
つまり「こころのクレンジング」です。

――うまくいかなかったレポートやプレゼンテーション、
わがままばかりで言うことを聞いてくれない子供たち、
わたしのことをわかろうとしない彼氏や両親、

友人の成功に嫉妬する自分のみにくさ、
進まないダイエット、
増えるにきびや吹き出物、
全然思い通りになってくれない体型――。

日曜日には、そんな悩みや苦しみをぜんぶ洗い流して、
ありのままの、すっぴんのこころを取り戻すのです。

日曜日のあなたに実践してほしい、3つの目標

①小さなことを喜びましょう
②感謝しましょう
③目前のことに集中しましょう

①小さなことを喜びましょう

高い目標や完璧主義は、人の能力を引き上げる源です。だけど一方で、少々のことでは喜ぶことができない、不感症なこころを作り上げてしまいます。そうならないように、小さな出来事にも幸福を感じるピュアな気持ちを思い出しましょう。春に咲く花に駆け寄った幼い頃の胸の高鳴り、初めて香水を付けたときのドキドキ感、おろしたてのブラウスに

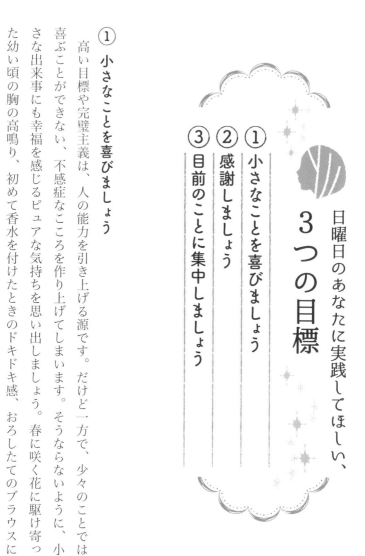

袖を通した時のすがすがしい気持ちなどです。

②感謝しましょう

愚痴、不平、不満。口を突いて出てくる言葉がこの3つなら要注意。こころが不細工になっている証拠です。こころが不細工なのに身体が美しくなるわけがありません。大事なのは、他の何よりもまず、自分自身に感謝すること。一番の奇跡は、あなたが生きていることなのですから。「生きていてくれてありがとう、わたし」。

③目前のことに集中しましょう

先週のトラブルは忘れましょう。来週の悩みはひとまず置きましょう。日曜日は日曜日のことだけに集中するのです。掃除、洗濯、アイロンがけ、ジョギングやサイクリング、趣味や料理に集中する時間が長ければ長いほど、美と健康の源になる力が貯まってゆきます。

日曜日のあなたに守ってほしい、3つのタブー

①ため息をつかない
②急がない
③怒らない

①ため息をつかない

「ため息をつくと、幸せが逃げていく」と言います。ため息で解決できる悩みやトラブルはありません。ため息をつきたくなったら、自分のお顔を触ってみましょう。そして無理やりにでも笑顔を作ってみてください。こころが少し楽になるはずです。ため息と違って笑顔には何かを解決する不思議な力があるのです。

② 急がない

せっかくのお休みです。何ごとにも時間はたっぷりと使いましょう。ゆったりした行動は、あなたの周囲だけでなく、あなた自身のこころと体に安心感を与えます。その安心感が、がんばりすぎたあなたのこころと体を快復に導き、新しい一週間に、真正面から取り組む勇気を与えてくれます。

③ 怒らない

友だちや会社の同僚・上司、彼氏、パートナー、子供たち、両親──。「わたしの周囲の人たちは、なぜわたしをイライラさせるの！」。鏡を覗いてみましょう。怒ったお顔は美しいですか？　笑顔を作ってください。あなたにならできるはずです。

日曜日のあなたにふさわしい 理想のタイムスケジュール

朝

8:00

ウィークデイよりすこし寝坊して、布団の温もりを味わえることに感謝しましょう。30分から1時間ほど、日頃の生活リズムを壊さない程度が吉です。

9:00

起き抜けにコップ一杯のミネラルウォーターを飲みます。朝食はきちんととりましょう。スープなどで体を温め、コーヒーや紅茶で脳を活性化させてください。パンなどの炭水化物や、卵や納豆といったタンパク質、脂質もバランスよく。

10:00

テレビとスマホとゲーム機の電源をオフにしましょう。できれば音楽も聴かず、本も読まずにいてください。静寂はあなたのこころを整えてくれます。こころの落ち着きは、こころと体の好循環につながります。
混雑が苦手な人は、午前中に外出やスポーツを済ませましょう。その場合でも必ず午後に、静寂の時間を作ってください。

昼

11:55
「3つの目標」と「3つのタブー」は守っていますか？　もし守っていなかったら、再度確認してみましょう。でも「今日は守れないな」と思ったら、早めに気持ちを切り替えましょう。切り替えの早さも大切です。

12:00
昼食もしっかりとりましょう。

13:00
ひと休みしたら、外出しましょう。日焼け止めを忘れずに。最近はスプレー式の手軽に使えるものが出回っています。紫外線吸収剤を使っておらず、SPF値の低いものを3時間おきくらいの頻度で使うのが、お肌によいようです。午前中に済ませた人は、ここからが静寂の時間です。

16:00
日曜日の夕方は、誰でもメランコリックになるものです。無理に明るく振る舞おうとせず、憂いに身を任せてみてください。でも、ため息は禁止です。その代わりに、料理の下ごしらえをしたり、洗濯物をたたんだり、風呂場の目地を磨いたり。そんな手仕事に集中してみてください。

ゲームやテレビ？　うーん、今日は一日我慢しましょう。

夜

19：00

腸は夜眠ってから本格的に働き出します。ヨーグルトなどのプロバイオティクス食品、腸内フローラの栄養となる食物繊維が豊富なプレバイオティクス食品をとるようにしましょう。一方、脂質は消化器系の負担になるので、夕食時には少なめに。ただし脂質を一切とらないのも問題です。

20：00

入浴をしましょう。ウィークデイはシャワーで済ませてもよいですが、日曜日くらいはぬるめの湯にゆっくり浸かりたいものです。指を使って身体の隅々まで丁寧に洗いましょう。この時に、揉む、押す、なでる、といったマッサージのような動きをしてあげると、お肌が喜びます。

20：30

入浴後はお顔のケアをしましょう。化粧水で潤いを与えます。お肌の調子が悪い時はたっぷりと使ってあげてください。最後に保湿クリームで潤いにフタをしてあげましょう。

21:00

瞑想をしましょう。腰を下ろし、目をつむり、呼吸に神経を集中します。けっして眠ってはいけません。最初は5分、慣れてきたら時間を延ばしてみましょう。むずむずしたり気が散ったら、再び気持ちを呼吸に集中させてください。

22:00

さて就寝時間です。ベッドに潜りこんだら、スマホをいじったり、本を読んだりせず、眠ることに集中してください。灯りや音といった刺激はシャットアウトしましょう。眠りが浅くなり、月曜日の朝がつらくなります。

いつもより早くて時間がもったいない気がしますか？　ふだんは23時ごろにベッドに入っていたとしても、日曜日はそれより1〜2時間早く就寝することが、月曜日からの好循環を生み出すのです。

では、おやすみなさい。きっとよい夢が見られますよ。

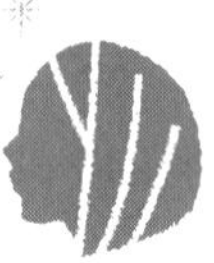

日曜日のあなたに、「こころのクレンジング」が必要なわけ

◎まずこころから腸に関わる

この本は、腸と美容に関する本です。

それなのになぜ、こころの問題から始まるのでしょうか？

それは、腸を含む「お腹」全体が、こころと深く関わっているからです。

緊張するとお腹がゆるくなったり、忙しい毎日が続くと便秘になったりする人は多いだろうと思います。

そんな時、こころの状態がお腹とつながっていることが実感できます。

このお腹とこころの関係は、逆も成り立っています。

つまり、お腹の調子が良ければ、こころの調子も良くなるのです。

便秘が続いたり、お腹を下していたりする時、心細い思いがしたり、考えがまとまらなかったりするのは、このせいです。

だから、お腹（＝腸）の調子を良くするために最初に必要なのは、ヨーグルトを食べることでも、お腹を温めることでもなく、

「こころをクレンジングする」

ことなのです。

◎ 3つの目標とタブーは何のためにある？

「こころをクレンジング」するために、本書ではタイムスケジュールとあわせて3つの目標とタブーを設定しました。

これらはすべて最新のポジティブ心理学を応用した方法です。

つまり、従来思われていた「成功した人が幸福になる」のではなく、「幸福だから成功する」のだという考えにもとづいています。

小さなことに喜びを見出し、喜びを発見できたという奇跡に感謝し、他人の悪口は言わ

ず、おおらかな笑顔で時をすごす――。

だけど、常にそんな状態を続けるのは無理があります。

仕事、家庭、プライベート、ふがいない自分、衰えていく体。

世の中は、わたしたちをおおらかにさせない要素にあふれているのですから。

でもせめて、日曜日のほんの一瞬でも、人にやさしく、優雅でおだやかな、すっぴんのあなたを取り戻してください。

その一瞬の安らぎが、明日からの一週間、腸が正常に働くための糧になるのです。

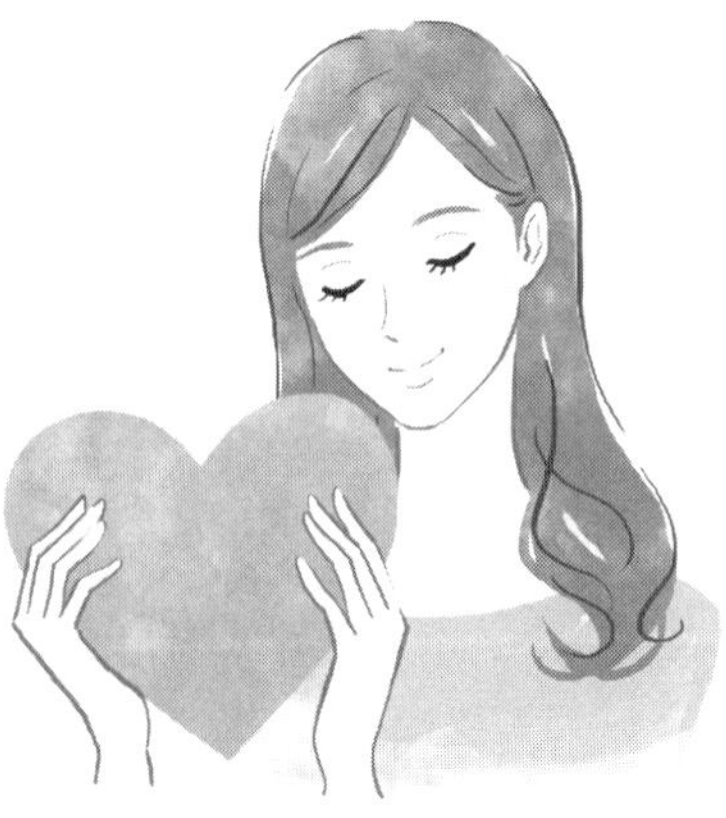

Sunday column

日曜日のあなたのための腸知識①

腸とこころの親しい関係

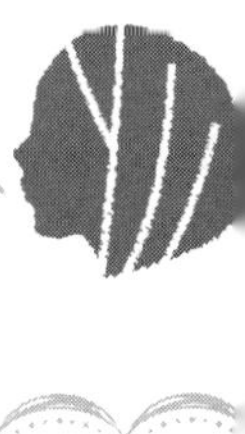

◎腸は第二の脳

わたしたち「ヒト」は、脊椎動物となるずっと以前、クラゲやイソギンチャクと同じ腔腸《こうちょう》動物だった時代があるそうです。

その身体はきんちゃく袋のようで、食べ物の取り込み口も排泄物の出口もひとつでした。このような状態から数億年の歳月を経て、きんちゃく袋は入り口と出口のある管になり、神経が伸びて脳を作り、現在のわたしたち「ヒト」のような姿になったということです。

つまり、腸は脳より先にあったのです。

現在でも、腸管は脳に次いで神経細胞が集中している臓器で、イヌの脳とほぼ同じ数である、1億個の神経細胞が集まっています。

そのために腸は「第二の脳」とも呼ばれています。

◎腸は自律しています

なぜこんなに多くの神経細胞が集まっているのでしょうか。

それは栄養や水分を吸収することが、生物にとって生死にかかわる重大な問題だからです。

「そろそろのどが渇いてきたから、水のある場所へ行こう」とか「脳が栄養を求めているから肉を探そう」などといちいち考えていては、水分や栄養の補給が間に合わないのです。そこで、脳からの直接的な指令によっては動かない自律的な仕組み（自律神経系）を作り上げました。

頭で考えることなく、「お腹が空いた」「のどが渇いたぞ」「もう満腹で食べられない」と、すぐに感じることができるようになったのです。そのためには、ひとつの完結した仕組みを作り上げなければならず、多くの神経細胞が必要だったというわけです。

「よし、今日からダイエットするぞ」

と固い決意をしても、1時間も経たないうちにお腹は勝手に空いてしまいます。それでついついお菓子に手が伸びて結局ダイエット失敗――。などという経験はどなたにもあるはず。

これは腸が、脳の指令でなく、まさに「勝手に」（自律的に）動いているからなのです。

◎神経系と腸

脳と腸は、脳から直接伸びている末梢神経（脳神経）系の第X脳神経であり、別名「迷走神経」と呼ばれる神経によってつながっています。

末梢神経は11の系に分類できますが、9つは視覚や聴覚、顔面の筋肉といった頭部の動きを司るのに対し、迷走神経は、首から下の知覚神経や運動神経、胸や腹部にある内臓の働きを支配しています。

副交感神経の、血管の収縮や心拍数の調整、胃腸の蠕動《ぜんどう》運動（ふくらんだりしぼんだりする動きが波のように移動する運動です。胃腸はこの運動によって食物を次の消化器に運びます）などにも関わっています。

副交感神経系が優位になるのは、体やこころがリラックスした状態です。
運動している時より静かに横になっている時、
課題をこなしている時よりぼうっとしている時、
怒っている時より微笑んでいる時――。
副交感神経系は力を発揮するのです。

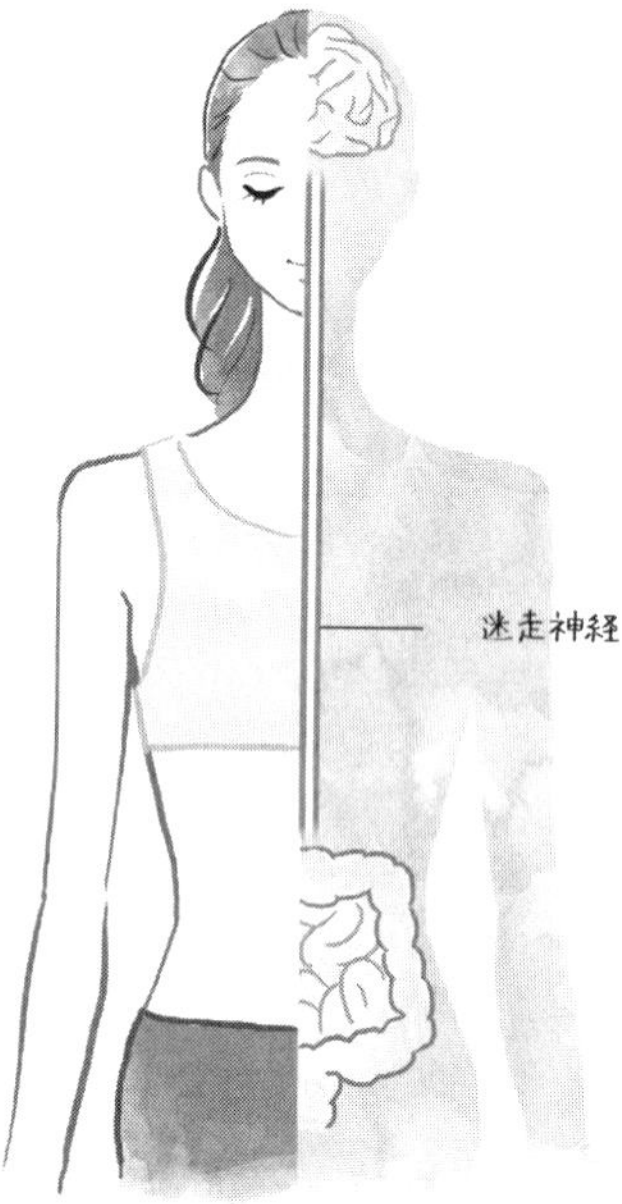

脳がリラックスすれば
腸もリラックス！

また逆の場合もあります。

つまり、腸が不調を訴えている場合、その情報は末梢神経を通じて脳に伝わり、脳は「うつ状態」になるのです。

このように「第一の脳」と「第二の脳」は情報をやりとりしながら、わたしたちの体とこころの状態を作り上げています。

ヒトの幸不幸は考え方次第だと言われますが、

「ヒトの幸不幸はお腹次第」

だとも言えるのです。

◎腸は誰が動かしている?

このように腸は、末梢神経系の中心として重要な役割を担っています。

医療の世界では大昔から、脳と腸が深い関係にあるということが知られていました。実験・計測機器の発達とともに格段の進歩を遂げた研究によって、腸の実像はかなりわかるようになってきましたが、それでも神経系、循環器系、リンパ系にも深く関わっている腸の本当の姿は、最新の科学でもつかみきれていないのが実情です。

そして近年では、腸の仕組みはますます複雑なものだと認識されるようになりました。腸の働きに、あるものが予想を超える影響を与えていることがわかってきたからです。

それが「腸内細菌」（腸内フローラ）です。

Ⅱ

Monday program

月曜日のあなた
お腹をリムーブ

さあ、ウィークデイの始まりです。
プライベートも仕事も勉強も、
目一杯がんばりたいですね。
だけど、気力は充実しているのに、
なんとなく気分が晴れない
——なんていう人はいませんか。

原因はどこにあるのでしょうか？
おでこに突然現れた吹き出物？
何をやっても治らない、がんこな肩こり？

脳天気にゆれる、お腹のぜい肉？

予定をさっぱり守ってくれない月経？

こうした「なんとなく」な悩みの原因は、

だいたいお腹のあたりにありそうだ——。

最近、そんなことが美容や医療の世界で語られるようになってきました。

月曜は「お腹をリムーブ」しましょう。

つまり、便秘の解消です。

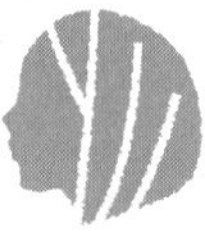

月曜日のあなたに実践してほしい、3つの目標

①肩のちからを抜きましょう
②背筋を伸ばしましょう
③いろんな食材を食べましょう

① 肩のちからを抜きましょう

便秘に悩むのは、真面目で几帳面な人が多いようです。学生、ビジネスパーソン、母親、妻といった役割をこなそうと一生懸命になるあまり、まるで旅行の最中みたいに、つねに緊張している――。そうすると腸は動きを止めてしまいます。まずは肩のちからを抜きましょう。一瞬のリラックスが腸を目覚めさせてくれるはずです。

② 背筋を伸ばしましょう

肩のちからを抜いたら、次に背筋を意識しましょう。青空へ伸びていく新芽みたいに姿勢をまっすぐにしてください。座っている時も、立っている時も、歩いている時も、走っている時だってまっすぐ！　背筋が曲がると、腸はうまく働いてくれません。本来のちからを発揮させたいなら、腸をお腹の正しい位置に収めるべきだからです。それに正しい姿勢は、排便に必要な腹筋や肛門括約筋を鍛えてくれます。

③ いろんな食材を食べましょう

便秘を解消するには、腸の中に棲む、いろいろな細菌を増やしてあげることが大切です。それには、いろいろな食材を食べるのがもっとも効果的。そこで、あまり口にしたことがない食べものを、毎日ひとつ選ぶようにしましょう。みなさんの旺盛な好奇心と食欲を、便秘解消の武器に変えてしまおうというわけです。それに脂質をとることも大切。腸管の中をなめらかにしてくれるからです。油抜きダイエットは快便の敵です。

月曜日のあなたに守ってほしい、3つのタブー

①便意をがまんしない
②お腹を冷やさない
③くすりに頼らない

① 便意をがまんしない

何を言っても「うん」「ああ」なんていう生返事しかしない人が、あなたの友だちや夫、あるいは彼氏だったら、あなたは話しかけることはおろか、愛することだって止めてしまうのでは？　お腹も同じです。頻繁に便意をがまんしていると、腸は便が溜まっていることを知らせてくれなくなるのです。お通じのサインには知らんぷりせず、ちゃんと応えて

あげましょう。

②お腹を冷やさない

便秘の反対は下痢だから、お腹を冷やせば便秘は解消する？　そんな考えは大間違い。便秘も下痢も、腸がうまく働いていないから起こる現象です。どちらが起こっても、あなたが不調であることに変わりはありません。親鳥が卵を温めるみたいに、自分のお腹は常に温めてあげましょう。

③くすりに頼らない

慢性の便秘ほど苦しいものはありません。かといって、下剤や浣腸にばかり頼っていてはいけません。あなたの腸自体が、便が溜まっていることを感じ、排出せよと命じ、筋肉を使って便を押し出すのが自然な姿だからです。自然を取り戻しましょう。1日や2日の不調であれば、食べ物や生活習慣に注意して自分の力で解決する努力をしてください。でも1週間もお通じがないような状態では話は別。たかが便秘だからと安易に考えないで、専門家に相談しましょう。

月曜日のあなたにふさわしい
理想のタイムスケジュール

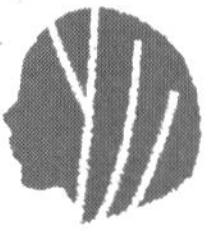

朝 6:00

外出時間ぎりぎりまで寝ている人は誰ですか？　ちゃんと早起きしましょう。起きたらまずはコップ一杯のミネラルウォーターを飲みます。それからベッドで軽くストレッチ。手足だけでなく、体をひねって腸を刺激してあげましょう。

体が目覚めたら次はお顔の番です。お湯で洗っても最後は冷水で引き締めてあげてください。そして鏡でコンディションチェック。色、くすみ、腫れ、吹き出物を確認し、調子が良くないと思ったら、薬に頼るのでなく、まずは生活全般を振り返ってみてください。最後は口角を上げて笑顔のチェック。いい笑顔が作れていますか？

6：30
朝食は目覚めのコーヒー、果物、卵、味噌汁や漬け物、パンやご飯、そしてヨーグルト。水分と食物繊維、脂質、炭水化物、乳酸菌をバランスよくとります。

6：45
便意があってもなくてもトイレへ。いつもより早い時間だから、家族と鉢合わせすることもありません。リラックスしてトイレタイムを楽しみましょう。つい微笑んでしまいそうになる動物の写真集などを持ち込むのもよいかもしれません。

8：00
お化粧を終えたら、出掛けに日焼け止めをさっとひと吹きしてください。紫外線はお肌の大敵。対策は一年を通じて行いたいものです。お顔、首筋、腕にもシュシュ。

8：30
通勤・通学途中に便意を催してきました。そんな時はがまんせず、途中下車して最寄りのトイレに駆け込みましょう。

昼

11:00
「3つの目標」と「3つのタブー」は守っていますか？　もし守れていなかったら、再度確認してみましょう。肩をほぐし、背筋を伸ばし、お腹に触ってみてください。腹筋がほどよく緊張しているなら吉です。

12:00
昼食もしっかりとりましょう。

13:00
買物や取引先へは歩いて出かけましょう。エスカレーターはなるべく使わないようにしてください。足をずるずる引きずって歩かず、左右の肩甲骨をつけるようにして姿勢を正し、股関節から動かすようなイメージで、さっそうと歩きましょう。そうそう、日焼け止めも忘れずに。

14:00
雑用や肉体労働を積極的に引き受けましょう。掃除、荷物の上げ下ろし、書類整理だってトレーニングになるのです。筋肉はジムだけで作られるものではありません。

16:00
すべてが順調な一日などめったにありません。仕事やテストの失敗はもちろん、家族のわがままや周囲の無理解に苦しんだり、ふがいない自分を責めたり、他人の言葉に傷ついたり——。あなたを落ち込ませる原因は、あらゆるところに転がっています。そんなときはトイレにこもって泣いてください。トイレで出していいのはウンチだけなんて決まりはありません。

夜

19:00

家に帰ったらまずお化粧を落としてください。リラックスはその後です。

19:15

腸は夜の睡眠時が活動時間。夕食は、腸に働いてもらうための準備です。そう、たいていの仕事は準備をうまく整えれば成功するのです。ヨーグルトなどのプロバイオティクス食品、腸内フローラの栄養となる食物繊維が豊富なプレバイオティクス食品をとるようにしましょう。温かいスープもお腹が喜びます。

20:00

入浴時間がとれなくても、シャワーは必ず浴びたいですね。その際は体の隅々まで洗うと同時に、お腹をやさしくもみほぐしてあげましょう。消化器官の位置を確認したら、中の便を押し出すように手のひらを動かしてみてください。

また、湯上がりは冷たい飲みものが欲しいところです。だけど冷たい喉越しを堪能したら、次の一杯は腸のために、温かい飲みものも飲んであげましょう。

23:00

録り溜めしていたテレビ番組を観たり、読みたかった本やブログを読んだり、剥げかけのペディキュアを直したりと、夜にやりたいことはたくさんあります。だけど、そろそろ眠る準備を始めましょう。化粧水と保湿クリームを忘れていませんか?

口に入った食べ物は、通常1~3日を経て便として排出されます。今日の「腸活」の結果は、火曜から木曜に出るというわけです。よい結果を期待しましょう。

月曜日のあなたに、「お腹のリムーブ」が必要なわけ

◎女性と便秘

2013年の「国民生活基礎調査」によれば、便秘に悩む人は、男性は3人に1人、女性は3人に2人にも及ぶそうです。

女性に便秘が多い要因には、体の問題とこころの問題が関わっています。まず体の問題。ホルモンの影響で女性は体内に水分を貯めようとする力が強く、排便が滞りがちになるのだそうです。また男性より骨盤が広いため、腸がいびつな形になりやすく便が通りにくい、男性より筋肉が少なく肛門括約筋や腹筋による排便の力が弱いという点もあげられます。

次にこころの問題。女性は外出先や人前で便意を催してもがまんする傾向が強く、それが排便のリズムを狂わせてしまうようです。また、ダイエット志向が強いため、食事制限によって便の量が少なく腸がうまく働かない、脂肪分の摂取を嫌うため便がなめらかに移動しない、などといった弊害も見られます。

◎宿便って本当にあるの？

慢性的な便秘や残便感に悩まされていると「お腹に宿便が溜まっているからだ」と考え、下剤を頻繁に使ったり、腸洗浄といった施術に走りがちです。

でも「腸壁にこびりついて取れない便」などというものは、最近の研究では存在が疑問視されています。なぜなら、腸壁の細胞は毎日更新されており、便がこびりつく余地などないからです。

極端なデトックス、あるいは便を出やすくするだけが目的の健康食品などは、下痢を引き起こして体力を奪ったり、腸内細菌のバランスを崩してしまうことになりかねません。

◎リムーブは一日にしてならず

薬と同じように、とてもよく効くメソッドには、必ず副作用のようなものがあります。ダイエットだって、体重が落ちるペースが早い方法ほど、リバウンドの危険性が高いのは、みなさんも経験からよくわかっているはず。

お腹のリムーブも同じです。焦らず騒がず、毎日の食事と生活習慣をちょっとずつ改善していくことが、結局は根本的な解決への近道になるのです。

そしてその道は、あなたの健康、そして永遠の美しさにつながっています。

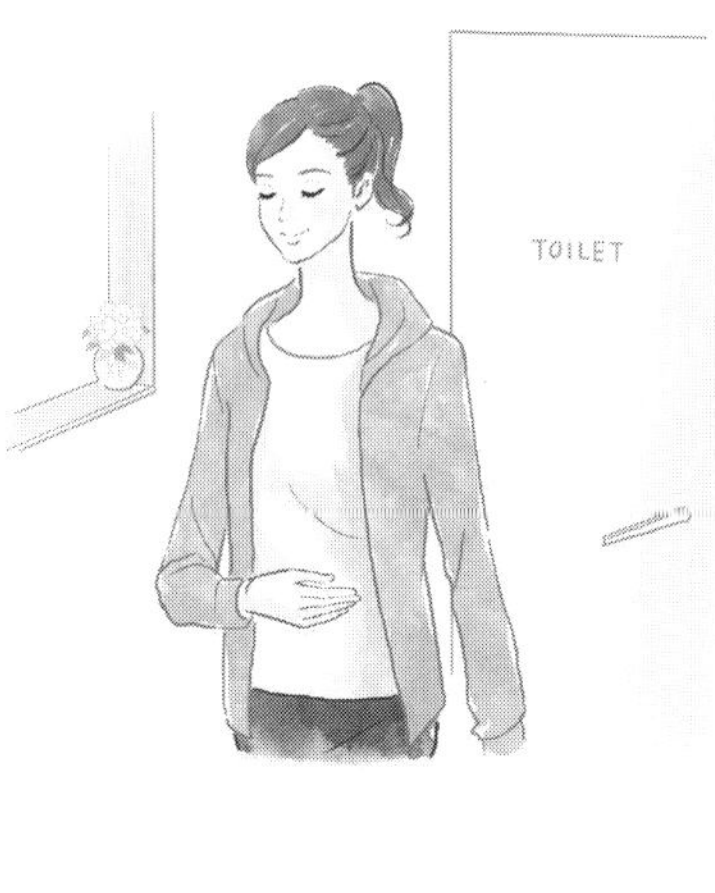

Monday column

月曜日のあなたのための腸知識②

腸の仕組み

◎そもそも便って何でしょうか?

腸は、胃で溶かされた食べ物にさまざまな消化酵素(この酵素も、健康な腸のためにとっても大切なアイテムです! 金曜日にくわしく解説します)を分泌し、小さな分子にして吸収します。

たとえば小腸では、胆汁や膵液、腸液を分泌し、タンパク質、脂肪、炭水化物の3大栄養素をアミノ酸に分解して、栄養分を吸収します。残った液体は大腸で水分や栄養素を吸収されます。さらに残ったものが肛門から排出されます。

これが便です。

◎ 便の中身

便は長い間、腸に栄養と水分を吸収された、食べ物の残りかすだと考えられていました。しかし、現在では残りかすは5％にすぎず、水分が60％、腸壁細胞の死骸が15～20％、腸内細菌の死骸が10～15％だということが明らかになっています。

食べ物の残りかすの割合が低いのも驚きですが、水分が多いのは意外な気がします。水分は、わたしたちが水やコーヒー、紅茶、ジュースなどとして飲むものだけでなく、食べ物に含まれているものもあります。便秘が悪化した場合はこの水分含有量が極端に下がってしまいます。これでは体が悲鳴をあげるのも無理ありません。

また「腸壁細胞の死骸」の多さにも驚いたのではないでしょうか。

実は腸壁の細胞は、まるで乳歯の下から永久歯が生えてくるように、毎日入れ替わっています。ヒトの細胞には、一部の脳細胞のように宿主（わたしたち）が生きているあいだはずっとその場に居座り続ける長命なものがある一方で、この腸壁細胞のようにたった1日で死んでしまうものもあるのです。

このように新陳代謝が活発なので、腸は多くのエネルギーと細胞を作るための材料を必要とします。また腸壁から吸収した栄養を他の臓器にも送ってあげなければいけません。そこで、多くの毛細血管が集まっています。

さらに驚いたのは、腸内細菌の死骸ではないでしょうか？　潔癖症の方ならぞっとしてしまうでしょうが、ヒトは自分自身を構成する細胞よりはるかに多い数の腸内細菌を、小腸と大腸に宿しています。

その数は約1000兆個（諸説がありますが、もっとも少なく見積もっても100兆個はあると考えられています）。

◎腸内細菌の役割

腸内細菌には、ヒトの体に有益な働きをするものもたくさんあります。たとえば乳酸菌やビフィズス菌の名前はどなたもご存じでしょう。また害のある細菌もあります。病原性大腸菌やサルモネラ菌などです。

こうした腸内細菌は、腸壁に付く粘液の中に棲み、腸の3つの働きを助けています。腸の3つの働きとは、

⑴免疫

↓腸は、多くの外来抗原に絶えず暴露されているため、体にとって必要な栄養素を吸収しながら、微生物の侵入を排除する必要があります。さらには栄養素や水分を異物と判断しないように「免疫寛容」という仕組みを備えています。

⑵神経系

↓腸管は、第三の自律神経系とも称される腸管壁内神経系を持っており、知覚神経・介在神経・運動神経から構成される内在性の反射回路を形成しています。興奮性神経と抑制性神経が調和を保ちながら統合的に機能しています。

⑶内分泌系

↓腸管粘膜には、腸管内の情報を感知し対応する臓器に、ホルモンを介して、信号を伝達するという役割を担う、腸管内分泌細胞があります。

です。

先ほども述べたように、腸内細菌はたいへんな数があり、まるで巨大な森のような生態系を作り上げています。

どんなに巨大な森でも乱開発が起きればたちまち破壊されてしまうように、この腸内細菌の生態系も、食べ過ぎ、飲み過ぎ、食事の偏り、睡眠不足、精神的ストレスなどによって乱れてしまいます。

そうなると、腸そのものの疾患に加えて、自己免疫疾患や代謝疾患といった全身性の疾患につながるおそれが非常に高くなるのです。

◎腸内細菌との付き合い方

ある研究結果では、病気の人の腸内細菌の種類は、健常者に比べて著しく少ないことが確認されています。また高齢者も腸内細菌の種類が少なく、こうした状況が、病気への抵抗力の低下をもたらしているのではないかと考えられています。

よく善玉菌、悪玉菌といった表現がされますが、善か悪かは必ずしも判断できず、ある菌が悪さを働くのは、その菌が腸内で異常繁殖している場合だということがわかっています。人体に悪影響を与える細菌でも、まとまった数がなければ威力を発揮できないからです。

こうした異常な繁殖を抑えているのが、さまざまな腸内細胞が腸内に存在している状態です。たくさんの種類の細菌がいれば、そのうち1種類くらいは悪玉菌の天敵がいるのです。ですから、健康を維持したいと考えるなら、お腹の中にできるだけ多くの腸内細菌を棲まわせることが一番なのです。

◎腸内細菌の種類を増やす方法

ではどうすれば、腸をいろいろな細菌でいっぱいにできるのでしょうか？

それはいろいろな食べ物を食べることです。たとえば、

①サプリメントからではなく、ちゃんと食べ物から栄養をとる
②好き嫌いなく、いろいろなものを食べる
③腸内細菌の好物である食物繊維をとる
④腸内細菌の隠れ家の材料となる海藻類をとる

を実行しましょう。

②の「いろいろなものを食べる」は、忙しい毎日ではなかなか実行できないかもしれません。そうしたら「同じ食材でも産地の違うものを食べる」ことを心がけて

ください。それだけで育つ細菌は違ってきます。

◎腸の中に「お花畑」を育てるつもりで

腸内細菌の種類を増やすのは、まるで園芸に似ています。

よい土を作り（④）、よい肥料を（①②③）、毎日忘れずにあげていけばよいからです。

ちなみに腸内細菌の塊のことを、先程から何度かお伝えしている「腸内フローラ」（フローラとは花壇のこと）と言います。

お腹にいろいろな種類の花を咲かせましょう。

これが、美容と健康につながる「腸セラピー」の神髄です。

III

Tuesday program

火曜日のあなた

体温をコンディショニング

女性なら誰もが一度は、
「クールビューティー」
なんて呼ばれてみたいものです。
だけど、本当に「クール」（冷え性）なのはお断り。
真夏でも氷のように冷たい手をしているなんて、
いまどき、自慢にもなりません。

体温が低い原因は二つ。
——熱が作れない。
そして——熱を送れない。

このふたつを解決すれば、四季を通じてあなたの体を締めつけていた、

長袖、カーディガン、機能性インナー、分厚い靴下などに、
「さよなら」が言えるはず。
そして、是が非でもエアコンの設定温度を下げようとする、
男たちとのむなしいバトルにも終止符を打てるのです。
さらには、腸にはうれしい変化が訪れます。

「体温をコンディショニング」して、
真のクールビューティーとして、周囲のあこがれの的になりましょう。

火曜日のあなたに実践してほしい、

3つの目標

① お尻をほぐしましょう

② 手足の指をマッサージしましょう

③ もりもり食べましょう

① お尻をほぐしましょう

女性の冷えはどこからくるのでしょうか？　ほとんどの人は「足先」だと考えたはずです。でも半分だけ正解。足先の冷えは、実はお尻のコリからやってきているのです。ためしに1時間デスクワークをした後で、太ももやひざ、足先を触ってみてください。夏でも氷水へ浸したみたいに冷たくなっているはず。これはエアコンや薄着の影響ではありません。まずはお尻をほぐしてください。

②手足の指をマッサージしましょう

人の体は内臓が一番温かく、手足の先端へ行くにしたがって冷たくなっています。内臓の温かさを伝えるのは血液の流れ。その血流が滞っていては、いくら外側から温めても効果は半減します。手や足の指をマッサージしてみましょう。高度な技術は不要です。指の股から先にかけて、やさしくこするだけで効果があります。その際に「あたたかくなあれ」と真剣に唱えてみてください。これが意外と効くのです。

③もりもり食べましょう

人の体温を生み出すのは、筋肉と腸。どちらも炭水化物が燃料となります。また、腸で熱を作る工程では腸内細菌が大切な役割を担っており、そのエサとなる食物繊維が欠かせません。どちらにしろ、冷え対策にカロリー補給は必須。低カロリーのものばかりに手を伸ばしていては、氷の世界から脱出できません。

火曜日のあなたに守ってほしい、3つのタブー

①ダイエットを止める
②間食は止める
③補正下着を脱ぐ

①ダイエットを止める

「急がばまわれ」ということわざがあります。早く目的を達成したいと焦って危険な方法をとるより、回り道だけど確実な方法をとったほうが、結果的に早く成し遂げることができるという意味です。美容はまさにこの通り。バランスのとれた食事をとり、体温を適切に保てば、余計な脂肪が付かない体質となり、お肌のコンディションもよくなるのです。美

しくなりたいなら食べましょう。

②間食は止める

ダイエットを止めると言っても、無制限に食べてよいのではありません。勉強や仕事の合間についお菓子を口にするとか、テレビやネットのお供にスナックは欠かせないとか――気持ちはわかりますが、今日だけはストップ。その代わり、朝昼晩の3食をきっちりといただきましょう。ご飯前に「お腹すいたなあ、今日のメニューは何にしよう？」という気持ちになったら大成功！

③補正下着を脱ぐ

手足は、血液が毛細血管をめぐることで温かくなります。補正下着は、毛細血管を圧迫して血液のめぐりを悪くし、手足の温度を下げます。その結果、お肌にハリ・ツヤがなくなります。補正下着でいくらシルエットを矯正しても逆効果です。とはいえ、シュッとしたボディラインを見せたいのも女心。そこで今日だけは補正下着を脱ぎましょう。

火曜日のあなたにふさわしい
理想のタイムスケジュール

朝

6:00
起きたらまずは、コップ一杯のミネラルウォーターで内臓を試運転させます。次にベッドで軽くストレッチ。夜は内臓に血液が集まっていますから、手足は冷えているはず。手も足も指をよくもんであげましょう。そして洗顔とお顔と笑顔のチェックです！

6:15
朝食のメニューに温かいスープを加えてみましょう。生姜の汁やスライスしたものを足すと、血行が促進され、体がぽかぽかになります。

6:30
トイレは寒いものです。長い時間座りすぎてお尻が冷えてしまったら、その場で軽くもみほぐしてあげましょう。

8:30

夏でも冬でも、通勤・通学は意外に重労働。厚いコートの下で、汗をかいてしまっているなんていうこともあります。下着に吸収された汗が蒸発すると気化熱を奪って体温が下がる原因に。汗を吸わない高機能下着などを着用して、汗による体温の低下を防ぎましょう。日焼け止めケアを忘れていませんか。お出かけ前には必ずひと吹きしてください。

昼

10:30

デスクワークや講義で、朝からずっと椅子に座りっぱなしなら、そろそろお尻が冷たくなってくる頃です。椅子に座ったままできるストレッチで、血行を促進しましょう。するとお尻だけでなく、膝や足先も温かくなってくるはずです。

11:55

「3つの目標」と「3つのタブー」は守っていますか？ もし守っていなかったら、再度確認してみましょう。

12:00

昼食もしっかりとりましょう。サラダだけとか、サンドイッチ一つとかいったメニューは論外です。お弁当とフルーツ、それにスープを忘れずに。

バランスのとれた食事こそが体温を保ち、腸を守ってくれます。

14：00

積極的に体を動かしましょう。ビジネスパーソンなら、デスクワークを午前中に済ませて午後は外回り（仕事の内容にもよります）。在宅ママなら、子供と一緒に遊んだり、気になるスポットへ足を運んだりしてみてくださ い。会社のパソコンで密かにネットショッピングとか、家のソファでゴロリとか、怠惰な午後を過ごしてしまっては、筋肉を使えず、体温も保つことができません。体温と美容のために、さあ街へ出かけましょう。もちろん日焼け止めは忘れずに。

夜

20：00

火曜日ともなれば、仕事やプライベートも佳境にさしかかり、食事の時間も遅くなりがち。ということは、料理を作る時間もなかなかありません。だからといって、「食べない」「お菓子で済ませる」「コンビニ弁当」なんていう選択は止めましょう。

22：00

バスタイムです。本当は湯船に浸かり、体の芯からしっかりと温まりたいところですが、仕事や勉強が忙しく、そんな時間をとれないというなら、

23:00

最低でもシャワーを使いましょう。首筋、脇腹、足の付け根、膝裏といった血管が皮膚の近くに流れている部分へ重点的にお湯を当てましょう。ついでにお顔のケアもしてしまいましょう。お風呂あがりに化粧水と保湿クリームでお顔にたっぷりの潤いを与えてください。

そろそろ布団に入りましょう。靴下を履いたまま眠ったりしていませんか？　人は眠りに就くと自然に体温が下がります。体温を下げることによって全身の活動を低下させ、体を休めることができるからです。

靴下などで体温を下げないようにすると、体が十分に休めず、目覚めた際にダルい感覚が残ってしまいます。靴下だけでなく下着やパジャマを何枚も重ね着するのも禁物なのです。

いつもより一枚でも薄着にして床に就いてみましょう。

下着も、締めつけのゆるい楽なものに変えてみてください。

きっといつもより安らかな眠りが得られるはずです。

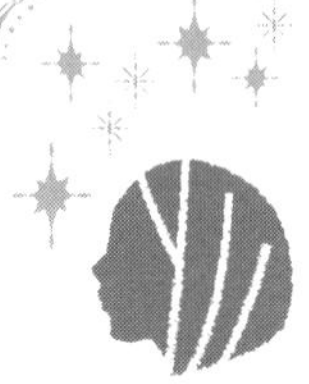

火曜日のあなたに、「体温のコンディショニング」が必要なわけ

◎適切な体温調節が必要な理由

ヒトの体温は37度前後になるよう、常に調整が行われています。なぜ37度かというと、内臓内の酵素や腸内細菌の活動に適しているからです。

しかし気温が低くなったり、体内でうまく熱を作ることができなくなる場合があります。

そんな時、ヒトの体は、内臓の体温を維持するため、血液を内臓に集めます。その結果、体の末端に血液が届かなくなり、手足が冷えるのです。

つまり体温をうまくコンディショニングするには、

①体内で熱を作る仕組みを活発化させる
②発生させた熱を、末端まで循環させる

という2点が大切になります。

◎熱はどこから生まれる？

体の熱は、各細胞内にあるミトコンドリアで生み出されます。

このミトコンドリアの数が増えれば、熱も上がるというわけです。

ミトコンドリアの数は、体への負荷によって増加させることができます。

たとえば「お腹が空いた」「ちょっと歩き疲れた」といった負荷だけで増えていくのです。

だから、間食をとらず、空腹を感じた後に、3度のご飯をきっちりいただくという方法が
ミトコンドリアを増やし、冷えの解消にとって有効な手段となります。

また体の熱は筋肉でも生み出されます。女性の冷え性が多いのは、男性に比べて女性の
筋肉量が少ないからだとも言われています。

しかし、筋肉が必要だからといって特別なトレーニングは必要ありません。日常生活に

おいて、動くべき時に動き、歩くべき時に歩けば、体温をコンディショニングするための十分な筋肉量を保つことができるでしょう。

◎血流を強化する

このように体内で熱を発生させたら、次はこれを体の隅々へ運ばなければなりません。その役目を負うのが血液です。

たとえば、長時間のデスクワークでは股関節を支える梨状筋が緊張します。緊張した梨状筋は、周囲を走っている坐骨神経を圧迫し、その影響で下半身の血管を収縮させてしまいます。

「座りすぎてお尻が固まった」と感じたら、手でお尻の筋肉をほぐしてあげてください。下半身の体温は徐々に平常に戻ります。

Tuesday column

火曜日のあなたのための腸知識③

腸内フローラと病気、そして体温との関係

◎肥満を防ぐバクテロイデス

腸内フローラには、いろいろな細菌があります。

それらはわたしたちが食べたものをエサにして、さらにいろいろな物質に変えてくれます。ヒトに有用なものに変える細菌を「善玉菌」、悪影響を与える物質に変える細菌を「悪玉菌」と呼ぶわけです。

たとえば、乳酸菌の一種であるラクトコッカスは、エクオールという物質を作ります。このエクオールはシワの改善やガン予防に効果がある、いわゆる善玉菌です。

一方、食生活の乱れで増加するアリアケ菌は、胆汁を分解してＤＣＡという物質を作り、体中の細胞を老化させせます。さらに動脈硬化を誘発する物質を作る腸内細菌

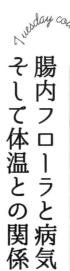

の存在も確認されています。これらは悪玉菌です。

中には肥満を防いでくれる、夢のような腸内細菌もあります。

そのひとつが「バクテロイデス」です。

バクテロイデスは、肥満防止に直接作用するわけではありません。バクテロイデスは食べ物を分解して短鎖脂肪酸を作るのですが、

①この短鎖脂肪酸が腸から吸収され、全身の脂肪細胞にたどり着く

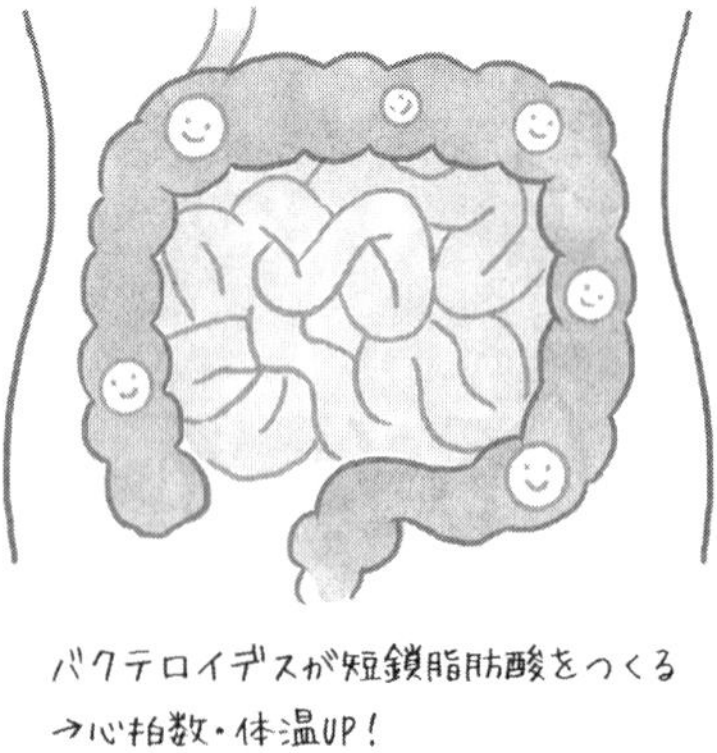
バクテロイデスが短鎖脂肪酸をつくる
→心拍数・体温UP！
→代謝が活性化！
→脂肪吸収を抑制！

↓

②脂肪細胞には短鎖脂肪酸を感知するセンサー（受容体）が付いており、このセンサーが短鎖脂肪酸を感知すると栄養分の取り込みを止める

という仕組みになっているのです。

また末梢神経系の交感神経にも短鎖脂肪酸に反応するセンサーがあります。交感神経がこの短鎖脂肪酸を感知すると、全身の代謝が活性化。すなわち、心拍数が上がり、体温が上昇し、余った栄養分を燃やしてくれます。

バクテロイデスは、短鎖脂肪酸を作ることを通して、脂肪の吸収を抑え、代謝を活発にして、肥満を防いでくれるというわけです。

◎すばらしい短鎖脂肪酸の働き

ここに登場した短鎖脂肪酸とは、酢酸、酪酸、プロピオン酸の総称です。

酢酸は腸の細胞を活性化し、余計なものが体内に入らないように守るバリア機能を高める力があります。もし酢酸の産出が減ると、腸壁のバリア機能が低下して、腸

壁から血液中にさまざまなものが漏れだします。その中には腸内細菌の出す毒素もあります。毒素は全身の血管を弱い炎症状態に導き、それが糖尿病の引き金となる場合もあるといいます。

◎バクテロイデスを増やす3つの要素

酢酸とは、あのお寿司などに使う酢と同じです。実は、酢が健康やダイエットによいのは、この効果のおかげなのです。

しかし酢はたくさん飲めるものではありません。もしダイエットのためだと思って無理に飲んでしまうと、食道や胃を痛め、別の病気になってしまいます。

そこで、短鎖脂肪酸を増やすには、バクテロイデスの腸内フローラを増やすのが一番の近道だと考えられています。

前章で述べたように、腸内フローラは花壇のようなものですから、水や肥料と土のお手入れが肝心。

バクテロイデスの水や肥料となるのは食物繊維です。また、タマネギやゴボウに含まれるイヌリンは、代表的な短鎖脂肪酸の原料です。これらをとることで、バクテロイデスを増やすことができます。

土のお手入れも重要。たとえば、大麦に含まれるβグルカンは、腸内フローラのエサとなるだけでなく、腸内フローラが棲みやすい環境を整えてくれます。

腸内フローラのエサになったり、土の手入れをしてくれる薬や食品を「プレバイオティクス」と言います。オリゴ糖などはその代表的なものです。

一方、ヨーグルトなど乳酸菌を含む薬や食品は「プロバイオティクス」と言います。さらには乳酸菌の死骸（これを「死菌」と言います）にも、それに含まれる酵素や成分が腸内フローラを活性化させることがわかっています。これを「バイオジェニックス」と言います。

腸セラピーには、この3つをバランスよくとることが大切なのです。

◎腸内フローラを育てるには体温が大切

先ほどから腸内細菌を花壇にたとえていますが、花を育てる際に注意すべきことには、水や肥料、土の他にもうひとつ、大事なものがあります。

それが温度です。火曜日のテーマである「体温を保つこと」は、腸内フローラを育てるにはとても大切なのです。こんなところも、気温計とにらめっこしながら種まきや剪定の時期を計る園芸と腸セラピーとは似ています。
最後に、腸の温度を保つ方法をまとめておきましょう。
大きく分けて2つの方法があります。外からと中からです。

◎外から温める

①お風呂でリラックス

人は昼間、仕事や勉強、育児などで交感神経が緊張した状態が続き、血管が収縮しています。そのため副交感神経を優位にして、腸が活動しやすい環境を作ってあげることが大切です。

そのためには「入浴」が一番手軽な方法です。

30分ほどの半身浴がもっとも効果的ですが、全身浴を15分でも十分です。湯の温度は38～40度くらいが適温でしょう。湯の温度が高いと、交感神経が優位となり毛細血管が収縮するので、思ったほど体は温まりませんから注意してください。

副交感神経が優位になると、毛細血管が拡張し、体の隅々まで温まることができます。炭酸ガス入りの入浴剤は血管拡張効果をさらに高めてくれますので、ぬるめのお湯に加えてください。

②血流が多い部分を温める

太ももや腹、腰など下半身を温めるようにしましょう。ただし厚着をすると、逆に毛細血管を圧迫してしまいますので、保温性の高い高機能下着などで体を締めつけない工夫をしましょう。

③ふくらはぎのケア

心臓が起こす血圧は、手足の先にある毛細血管ではほとんどゼロになっています。また毛細血管から滲みだし、細胞と栄養や老廃物の受け渡しを行う間質液には血圧はまったく届いていません。そこで、くるぶしから膝の下までゆっくり親指で押していくというマッサージをして、血液や間質液を静脈に戻してあげましょう。足を高くして寝るのも効果的です。

◎体内から温める

④血行促進効果のある食品をとる

ⅰ　ビタミンEを多く含む食品

かぼちゃ、うなぎ、アーモンド、大根の葉、ひまわり油

ⅱ　ビタミンCを多く含む食品

赤ピーマン、ゆず、アセロラ、パセリ、レモンなど

ⅲ　DHA（ドコサヘキサエン酸）を多く含む食品

サバ、イワシ、サンマなどの青魚

ⅳ　その他のおすすめ

たまねぎ、納豆、酢、白湯、生姜

⑤体を動かす

血行の促進には、体を動かすことが最も効果的です。激しい運動は関節や腱などを痛めるおそれがあるので、ウォーキングがよいでしょう。といっても、シューズやウエアを揃える必要はなく、日常生活の中で歩く距離や階段を昇り降りする回数を増やせばよいのです。

IV

Wednesday program

水曜日のあなた リンパをトリートメント

――リラックスもできました、

――腸も整えました、

――体温も保っています。

だけど、週も半ばに差しかかると、体には疲れが溜まってきます。

シャープだったお顔はずんぐりし、

週末のウォーキングで鍛えた足はむくみ、

体もこころもどんより。曇り空のように冴えません。

そんな憂鬱な気持ちを解消するため、

水曜は「リンパ」に働きかけていきましょう。

リンパとは、循環器系とともに、
からだの「上下水道」の役割を果たしている仕組みのこと。
むくみは、その下水道に「リンパ液」が詰まってしまっている状態です。
さあ、汚れや詰まりを洗い直し、
すっきり小顔とほっそり足で、
週の後半を迎えましょう。

水曜日のあなたに実践してほしい、3つの目標

① お腹で呼吸をしましょう

② 静かな運動を試してみましょう

③ 簡単なリンパ・ドレナージュを覚えましょう

① お腹で呼吸をしましょう

お腹をふくらませて息を吸い、お腹をへこませて息を吐きましょう。この腹式呼吸が、あばら骨の下にある横隔膜を上下させ、むくみの原因であるリンパ液を血管に戻します。腹式呼吸をこころがけると、気持ちが落ち着いたり、腹筋が鍛えられるなんていう副産物も

得られます。もしかしたら歌だってうまくなるかもしれませんね。

②静かな運動を試してみましょう

むくみ解消に運動は欠かせません。だけど、ジョギングやトレーニングマシンを使うような激しい運動は、血流の活発化によって急激にリンパ液を増やしてしまうので、むくみを悪化させる場合があるようです。ウォーキングやストレッチ、ヨガなどの静かな運動で、血液とリンパ液の「ゆるやかな流れ」を作りましょう。

③簡単なリンパ・ドレナージュを覚えましょう

お顔や足にとどまって、わたしたちを憂鬱にさせているリンパ液は、手で行うマッサージのような方法で、強制的に血管へ戻すことができます。これをリンパ・ドレナージュと言います。本格的な方法はプロに任せてほしいのですが、誰にでもできる簡単なやり方を、89頁でお教えします。つらいむくみは、これである程度解消できるはずです。

水曜日のあなたに守ってほしい、
3つのタブー

①スナック菓子を食べない
②がぶ飲み禁止！
③筋肉を休めない

①スナック菓子を食べない

むくみの原因になるのは塩分です。ただ、塩分は多くの食品に含まれていて、一度にすべてを減らすのはむずかしいものです。どうしても塩分が欲しくなるときもあります。そこでまずは、塩分の多いスナック菓子を今日一日止めてみましょう。一日だけなら誰でもできるはず。ただし夏は汗をかくので、塩分を控えないほうがいいでしょう。

②がぶ飲み禁止！

リンパ液の成分の多くは水。水を過剰にとれば、その分むくみがひどくなります。とはいえ水分は、塩分と並んで、生物にとってもっとも大切なもの。これを欠くと、命に関わる事態を招いてしまいます。適切な水分量を守るために、ペットボトルを一気に飲むのは止めてみましょう。今日一日は、コップでおしとやかに飲んでください。

③筋肉を休めない

リンパ系は心臓のようなポンプを持ちません。そのため、長時間立ち仕事をしたり、筋肉を使わずにいると、リンパ液が血管へ戻ることができません。これがむくみの原因となります。リンパ液を血管へ戻すには、周囲の筋肉から圧力をかけるのが一番です。ストレッチをしましょう。股関節を意識しながら足を上下させてください。驚くほど効果があるはずです。

水曜日のあなたにふさわしい
理想のタイムスケジュール

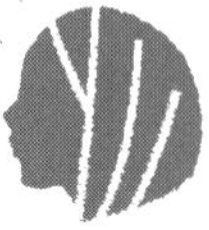

朝

6:00

「目覚めたらなんとなく顔が腫れぼったい」。そんな朝は、ベッドの上でのセルフ・ドレナージュから始めてみましょう。

6:15

重いまぶたには、温めたタオルと冷たい水を交互に使った洗顔が効果的です。眠っていた毛細血管が動き出すと、リンパ液も血管に戻ってくれるのです。朝食には、利尿作用のあるお茶やコーヒーを必ず添えましょう。むくんでいるからといって水分をとらないのは最悪の選択。

7:00

必ずトイレを使い、余分な尿を排出して、体の中の水分を循環させましょう。たくさんの老廃物を含んだリンパ液は、リンパ管を移動中にリンパ節で老廃物をろ過します。体の水分がよどんでしまうとろ過が進みません。

8：00
靴に足が入れづらかったら、足がむくんでいるサインです。迷わず弾性ストッキングに履き替えましょう。いつも足がつらい夕方に、効果が実感できるはずです。さあ、日焼け止めを吹きかけて出発です。

昼

10：30
座りっぱなしも、血行が悪くなるのでむくみ防止には大敵。パソコンやスマホを覗き込んでいたせいで、猫背になっていませんか？　姿勢が悪いと、リンパ液を吸い上げる圧が下がり、むくみの原因になります。さあ、背筋を伸ばしましょう。お昼休みまでもう一息です。

11：55
「3つの目標」と「3つのタブー」は守っていますか？　もし守っていなかったら、再度確認してみましょう。

12：00
塩分控えめのお弁当ならうれしいですね。一気に飲み干していませんか？　かわいいコップに注ぎましょう。

14：00
お顔も足も、むくみを予防するには、やっぱり適度に運動することが必要です。繰り返しになりますが、運動はスポーツクラブの中だけで行うものではありません。近所への買物、荷物の上げ下ろし、階段の上り下り、子供とはしゃいだり、彼氏と戯れたり——。これらは全部、筋肉を鍛え、血液の循環をよくし、リンパの輸送を手伝ってくれます。最近、むくみで悩んでいるあなた。「面倒くさい」が口癖になっていませんか？　その「面倒くさい」ちょっとした運動が、むくみを解消してくれますよ。

夜

20：00

夕食はちゃんととりましょう。だけど、いつもより塩や醤油を控えめにしてください。塩辛いと体は均衡を保とうとして水分を欲します。その水分が、明朝のお顔の腫れになってしまうのです。さらに睡眠不足もむくみの原因です。よく眠れるように、夕食時はカフェインの入ったお茶ではなく、白湯を飲みましょう。

22：00

お風呂の時間です。弾性ストッキングを脱いで、一日中締めつけた足に自由を与えてあげましょう。湯船に浸かるのがベストですが、たとえシャワーだけであっても、体がよく温まるまで浴びたいものです。体が温まり

23:00

毛細血管が十分に活性化すると、そこから滲み出すリンパ液が体の隅々まで行き渡り、栄養を運び、老廃物を持ち去ってくれます。むくみは、この仕組みがうまく働いていない状態なのです。

そろそろ布団に入りましょう。眠る前には、お肌のケアとあわせて水をコップ一杯飲んでください。睡眠中の発汗で、体内のナトリウム濃度が上がるのも抑えたいからです。ただしアルコールはよくありません。体が、血中のアルコール濃度を下げようとして水分を必要以上に欲してしまうのです。

さあ、ウィークデイはあと2日。

気分よく一週間を終わらせることができるかは、その前に、いかに体のメンテナンスをしているかによって決まります。

週末のデートや旅行、イベントを最高のものにするため、毎日ちょっとだけ努力していきましょう。

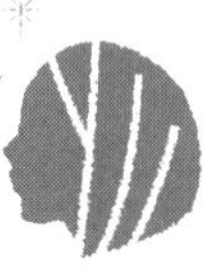

水曜日のあなたに、「リンパのトリートメント」が必要なわけ

◎リンパって何？

ヒトには心臓、血液、血管からなる循環器系という仕組みがあります。

血管には、肺で酸素が充たされた新鮮な血液を心臓から送り出す動脈、使用済みの血液を心臓へ戻す静脈、動脈から体の隅々に血液を送る毛細血管があります。毛細血管を通る酸素や栄養は、細胞のあいだを満たしている間質液を介して細胞に送られます。間質液はまた、細胞から出た二酸化炭素や老廃物を受け取ります。この間質液を「リンパ液」、リンパ液が輸送される仕組みを「リンパ系」と言います。

リンパ系は、血管と違い閉じられておらず、また心臓のようなポンプを備えていません。

リンパ液は、心臓から来るわずかな血圧と、筋肉の収縮によって、体内を移動します。リンパ管にはところどころにリンパ節があります。このリンパ節でリンパ液が細胞から受け取った老廃物や有害物質をろ過します。

これらの仕組みを総称して、「リンパ」（リンパ系）と言うのです。

◎「むくみ」はリンパ液が滞っていること

わたしたちを悩ませる「むくみ」は、このリンパ液がお顔や足などに留まっている状態のことです。留まる原因は、①血管から滲み出す間質液が増え、リンパ液が多すぎる状態になる、②リンパ管によるリンパ液の輸送がうまくいっていないという2点です。

◎リンパ液の滞りを解消するには？

滞ったリンパ液をうまく流れさせるには、水分補給を適切な量にコントロールして、リンパ液の量を調整することと、リンパ管の周囲にある筋肉に刺激を与えて、リンパ液の輸送を活発にするという両面からの解決策があります。

3つの目標とタブーは、いずれもこの2つのポイントを押さえた方法です。

リンパの循環が良好になると、皮膚へ栄養と酸素が行き渡り、かつ老廃物を取り去ってくれます。一挙両得というわけです。

◎リンパ・ドレナージュとは？

この効能に焦点を当てた美容術が、「リンパ・ドレナージュ」と呼ばれるものです。「マッサージ」は強い力で筋肉や腱、靭帯の障害を治す施術ですが、「リンパ・ドレナージュ」は、やさしいタッチでリンパの流れをよくしてあげることを目的とした手法です。

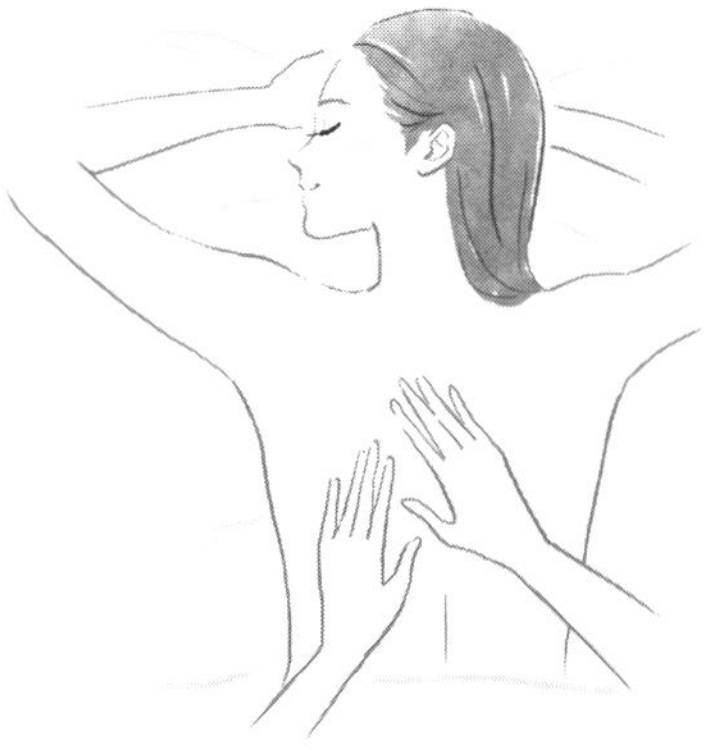

Wednesday column

水曜日のあなたのための腸知識④

リンパ・ドレナージュ

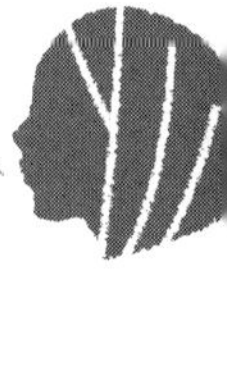

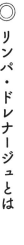

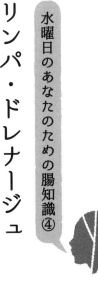

◎リンパ・ドレナージュとは

リンパ・ドレナージュとは、ポンプを持たないリンパ管の流れを促進して、体内の老廃物や毒素を排出させる施術のことです。

いわゆる「マッサージ」とはまったく違う技術です。

◎リンパ・ドレナージュの方法

主に期待できるのは、むくみ、コリや冷え性の改善、交感神経系の高ぶりの抑制、老廃物の滞留によるお肌のシミやたるみの回復です。

健康で活発な人の場合、リンパ液は筋肉の収縮などによる圧力でリンパ管内を運ばれ、リンパ節で老廃物をろ過します。

しかし、疲労やストレス、水分や塩分のとりすぎ、運動不足や老化による筋肉の衰えなどといった要因により、リンパ管での輸送が滞る場合があります。リンパ・ドレナージュでは、プッシュ（圧迫）とアップ（弛緩）を繰り返し、スムーズな流れを促していきます。

◎ポイントはリンパ節

施術はリンパ管だけでなく、前述のリンパ節にも行います。

リンパ節とは、リンパ管の途中にあるものでリンパ液によって運ばれた細菌やウイルス、老廃物などをろ過する臓器です。

ソラマメ状の丸いふくらみで、全身に約８００個あります。約1〜30ミリ程度の大きさで、首、わきの下、足の付け根に集中しています。

なぜリンパ節までマッサージしなければいけないかというと、リンパ節は1本のリンパ管にひとつあるのではなく、複数のリンパ管が集まるハブのような機能を果たしているからです。

つまり、キッチンの排水口のような存在です。ここが詰まるとすべての排水が滞ってしまうのです。
よって、リンパ節を丹念にケアすることが大切になります。
以下では、重要なリンパ節をあげています。

①胸管、乳び槽
胸管に集合するのは、左側の上半身と左右両方の下半身に存在するリンパです。胸管が始まる場所は、腸リンパ本幹、右腰リンパ本幹、左腰リンパ本幹が合流する場所。腸リンパ本幹には腹部に存在するリンパが集まっています。右腰リンパ本幹と左腰リンパ本幹には、それぞれ骨盤と下肢に存在するリンパが集まっています。腸リンパ本幹、右腰リンパ本幹、左腰リンパ本幹が合流する乳び槽と呼ばれる場所には、脂肪酸を腸壁から吸収する機能があります。
②鎖骨リンパ節
鎖骨にある、全身のリンパ液の出口です。
③膝窩《しっか》リンパ節
膝の裏にある、膝下のリンパ液が集合する場所です。足のむくみと深い関係があ

ります。

④鼠径《そけい》リンパ節

足の付け根にある、下半身のリンパ液が集まる場所です。足のむくみだけでなく、お尻のたるみにも関係があります。

⑤腹部リンパ節

腹部にある、内臓や腹部のリンパ液が集まる場所です。腰回りのむくみや便秘に関係が深いと考えられています。

⑥肘リンパ節

肘にある、肘から指先のリンパ液が集まります。手のむくみに関係があります。

⑦腋窩《えきか》リンパ節

わきの下にある、首や胸、腕のリンパ液が集まる場所です。手のむくみ、二の腕のたるみ、バストアップに関係があります。

⑧耳下腺リンパ節

耳の前にある、前頭部や顔面上部のリンパ液が集まる場所です。ニキビ、美顔に関係があると考えられています。

⑨顎下リンパ節

あごの下にある、顔面下部のリンパ液が集まる場所です。フェイスライン、小顔に関係があると考えられています。

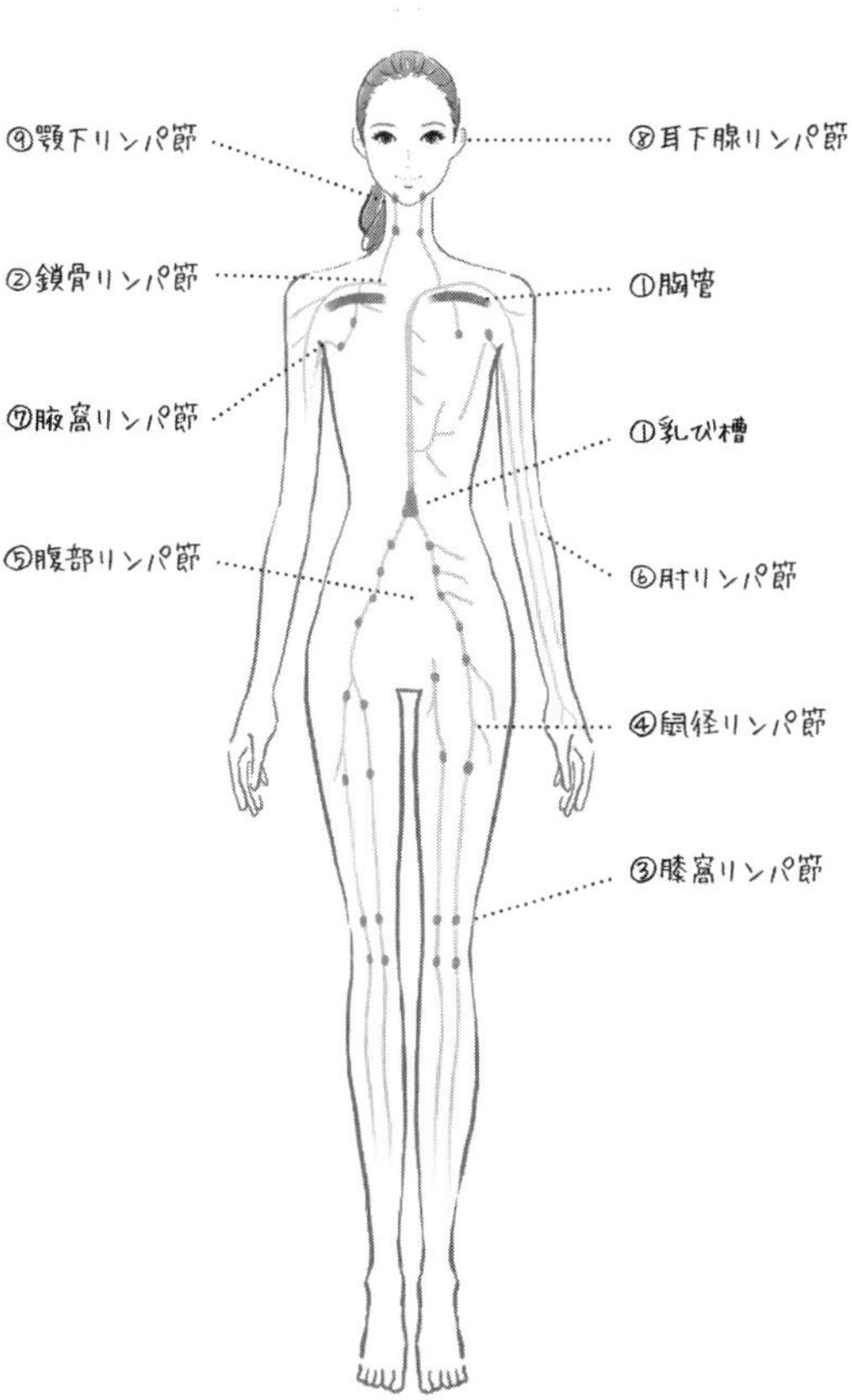

V

Thursday program

木曜日のあなた
体をメイクアップ・ファンデーション

腸や体温を整える重要性もわかりました。リンパのお手入れもしていきます。

でも二言目には「体を動かせ、体を動かせ」と言われるのは、

なんだか納得できない、と考える方はいらっしゃいませんか。

本当に体を動かすことは大切なのでしょうか？

もちろんです。体を動かせば筋肉量や毛細血管が増えます。

それが新陳代謝を高め、栄養の供給と老廃物の排出がスムーズに進み、いくつになっても、健康で若々しい肌や髪を保つことができるのです。

その過程で、腸や体温によい影響を与えてくれます。

つまり、あなたが美しい存在であるための下地づくり（メイクアップ・ファンデーション）が「体を動かすこと」なのです。

だけど、

「忙しくて運動する時間なんてとれない」

「もっと楽をすることはできないの？」

「サプリや食べ物は代わりをしてくれないの？」

「汗をかかずに済む方法はないかな？」

そんなみなさんの嘆きが聞こえてきそうです。

たしかに学生時代にスポーツをやっていた人ならまだしも、

大人になってから挑戦するのは、勇気も、時間も、お金も、必要です。

そこで、勇気も時間もお金も必要ない、運動の方法をお教えしましょう。

木曜日のあなたに実践してほしい、

3つの目標

① 体を動かすのが楽しくなる方法を考えましょう
② 筋肉の動きを感じましょう
③ 伸ばしましょう

① 体を動かすのが楽しくなる方法を考えましょう

スポーツが楽しくなる方法を考えましょう。洋服が好きな人はスポーツウエアに凝る、アートが好きな人はウォーキング中にスマホで風景写真を撮る、負けず嫌いな人はスマホのランニングアプリで他の人たちと競争をする、などです。スポーツを目的にするから気が重くなるのです。楽しくなる方法を見つけ、気がついたら体を動かしていたというふう

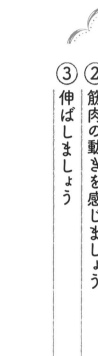

になったら最高です。

②筋肉の動きを感じましょう

ヒトの体は筋肉が動かしています。当たり前すぎて、なかなか気づかないものですが、お顔の表情だって筋肉が作っているのです。笑顔、泣き顔、怒り顔――。またキュートな女性は動きがきれいです。まっすぐ伸びた背筋、軽い足取り、しなやかに動く指先。こうした何気ない行動が筋肉量を増やし、美しさに磨きをかけてくれます。

③伸ばしましょう

ストレッチだけでも筋肉は付きます。ためしにアキレス筋を伸ばしてみてください。関節を支える筋肉やお腹や腕の筋肉も動かしていませんか？　こんなふうに、ヒトの体はすべての筋肉が、すばらしいチームのように一体化して動いているのです。筋肉を維持するため、今すぐストレッチを始めてください。

木曜日のあなたに守ってほしい、3つのタブー

①年齢を気にしない
②無理はしない
③運動を特別視しない

①年齢を気にしない

「年をとってから運動を始めても効果ない」と思っていませんか？　たしかに年齢とともに運動神経は数が減っていきます。だけど、たとえいくつになろうと、筋肉を動かす習慣を身に付ければ、運動神経の減少に歯止めをかけることができます。こうした筋肉のアンチエイジングは、血管やリンパ系、そしてお肌や表情、そして一番大切な、こころのアン

チエイジングにつながります。

②無理はしない

とはいえ、年齢とともに体全体が衰えているのは間違いありません。関節の軟骨は若いころより減っていますし、血管の壁ももろくなっているはずです。激しい運動はこれらに支障をきたし、時には致命傷となる可能性だってあります。どんなことでも全力で取り組むあなたですが、体が発するシグナルに耳をすませてください。少しでも疲れているようなら迷わず休みましょう。体づくりは、我慢比べや能力テストではないのですから。

③運動を特別視しない

「運動」や「スポーツ」は、わたしたちの筋肉を鍛えてくれる多くの動作のほんの一部にすぎません。「筋肉をつける」イコール「運動」ではないのです。思い起こしてみてください。家事・育児、仕事中だって、体のさまざまな筋肉を使っているはずです。少し意識を変えてみれば、掃除や洗濯、デスクワークや得意先回り自体が、トレーニングに変わります。

木曜日のあなたにふさわしい 理想のタイムスケジュール

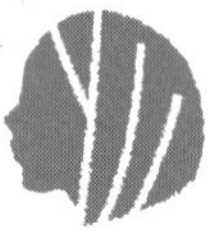

朝

6:00

疲れが溜まってきた木曜日。目を開けるのもつらいかもしれません。でも勇気を振り絞って布団を出て、まずはカーテンを開けましょう。日光を浴びることで、体が朝を感じてくれます。そしてミネラルウォーターを一杯。次に洗顔、笑顔のチェックです。

7:15

コーヒーとサラダ、そしてパンやご飯といった炭水化物をとりましょう。炭水化物から摂取する糖質は、脳にとって唯一の栄養源。こころに活力を与えてくれます。

7:30

充実したトイレタイムを送りましょう。

8:00

通勤・通学には、かかとの低いウォーキングシューズを履きましょう。背筋を伸ばし、太ももや骨盤を意識して大股で歩いてください。自動車通勤の人は、10キロ圏内なら、自転車に乗り換えてみましょう。週に1度でも、長い期間なら筋肉量に大きな差がでます。その差を美しさの差だと考えれば……冷たい北風だって化粧水の心地よさに感じるはず。ただし、日焼け止めは欠かさないようにしてください。特に半袖が多い夏は、襟元や胸元、腕へのケアを忘れずに。颯爽とペダルをこぐあなたはすてきです。

9:00

パブリックな時間の始まりです。ウォーキングシューズをパンプスに履き替えましょう。背筋を伸ばす習慣が身につけば、パンプス姿も美しく決まるはずです。

昼

10:30

授業やデスクワーク中は、姿勢を正すだけで腹筋と背筋を鍛えられるビッグチャンスです。ただしパソコン画面や書類、本を覗きこむ癖が付くと猫背になってしまうので要注意。またお尻の冷えにも気をつけましょう。正しい姿勢を保つ時間が長いほど、美人に近づいていきます。

11:55

「3つの目標」と「3つのタブー」は守っていますか？　もし守っていなかったら、再度確認してみましょう。

12:00

ダイエットのために食事制限をするよりも、タンパク質の多い食事メニューを選びましょう。つまり肉や魚です。生姜などの内臓を温めてくれるものをたっぷりとかけていただきましょう。

14:00

階段を使いましょう。世の中にあるすべての階段は、無料で貸し出してくれるスポーツ器具のようなものです。昇り降りの際には、お尻と太ももの筋肉の動きを意識してください。体の中で一番大きな筋肉なので、この部分の筋肉量が増えると代謝が高まり、肥満や冷えの防止につながります。

夜

20:00

今夜はいつもより体を多く動かしましょう。スポーツクラブなどを利用しなくても運動はできます。たとえば夜のお散歩はいかがでしょうか？　明るい大通りや公園などを早歩きで歩いてみましょう。夜の独り歩きが不安なら、リビングでテレビを見ながらストレッチやヨガで体をほぐすだけでもオーケー。血液やリンパの動きが活発になり、細胞内の老廃物を排出する手伝いをしてくれます。またエステサロンで体とこころのメンテナンスを受けても、同様の効果が得られます。

22:00

お風呂の時間です。体が温まったら湯船の中でストレッチをしましょう。ウトウトして溺れないように注意してくださいね。お化粧落とし、お顔のケアを忘れずに。そしてお風呂では体の隅々までよく観察し、触ってあげてください。細胞ひとつひとつをいたわるようにやさしく——。

23:00

体が温かいうちにベッドへ行きましょう。手足が温かくなってきたら体が眠りの体勢を整えた証拠。スマホの電源を切り、音楽も電灯も消して、さあおやすみなさい。

明日は金曜日。

無事週末を迎えるために、もうひとがんばりです。

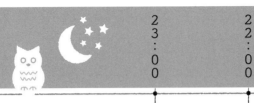

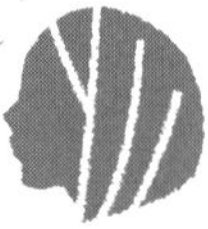

木曜日のあなたに、「体のメイクアップ・ファンデーション」が必要なわけ

◎筋肉と美容のすてきな関係

筋肉には3種類があります。「骨格筋」という骨を動かすための筋肉、「心筋」という心臓を動かすための筋肉、「平滑筋」という内臓や血管を形作る筋肉です。これらはわたしたちの体を動かすためにありますが、その他にも大きな役割があります。

ひとつは熱を作る役割です。寒くなると体がブルブル震えます。これは、細胞内のミトコンドリアが発する熱だけでは体温が維持できない場合、筋肉を強制的に動かして熱を発生させているのです。

もうひとつはポンプの役割です。心筋が心臓を動かして血液を体の隅々に送るだけではありません。心臓が作る圧力（血圧）は、毛細血管やその先でほぼゼロになっています。これをもう一度血管に戻し、心臓に送り返すために、身体中の骨格筋が大切な役割を果たすのです。血液だけでなくリンパ液も筋肉がなければ、体の先端で滞ることになります。

これらの液は老廃物や二酸化炭素を溜め込んでいますから、体調不良だけでなく、むくみや肌荒れが起きる原因となってしまうのです。

さらに筋肉は基礎代謝量と深い関係があります。すなわち筋肉量が少ないと基礎代謝量も少なく、筋肉量が多いと基礎代謝量も多いというわけです。同じ食事量でも基礎代謝量が少ない人は太りやすくなります。

こういったことから、本書では事あるごとに「体を動かしましょう」「筋肉をつけましょう」と述べているというわけです。

◎筋肉を増やすために必要なこと

筋肉を増やすには体を動かすのが一番です。

しかし、この「体を動かす」は「＝スポーツ」ではありません。

たとえば「歩くこと」（あえてウォーキングとは言いません）は一度に約２００の筋肉を

動かすことができるすばらしいエクササイズです。

またお尻にある大臀筋など大きな筋肉を鍛えるのはもちろんですが、お顔にある小さな筋肉も鍛えていきましょう。筋肉は使うことで強くかつ柔軟になるので、フェイスラインを引き締める効果があります。

お顔の表情で、もっとも効率的に筋肉を鍛えることができる動作は何だと思いますか？

「笑顔」です。

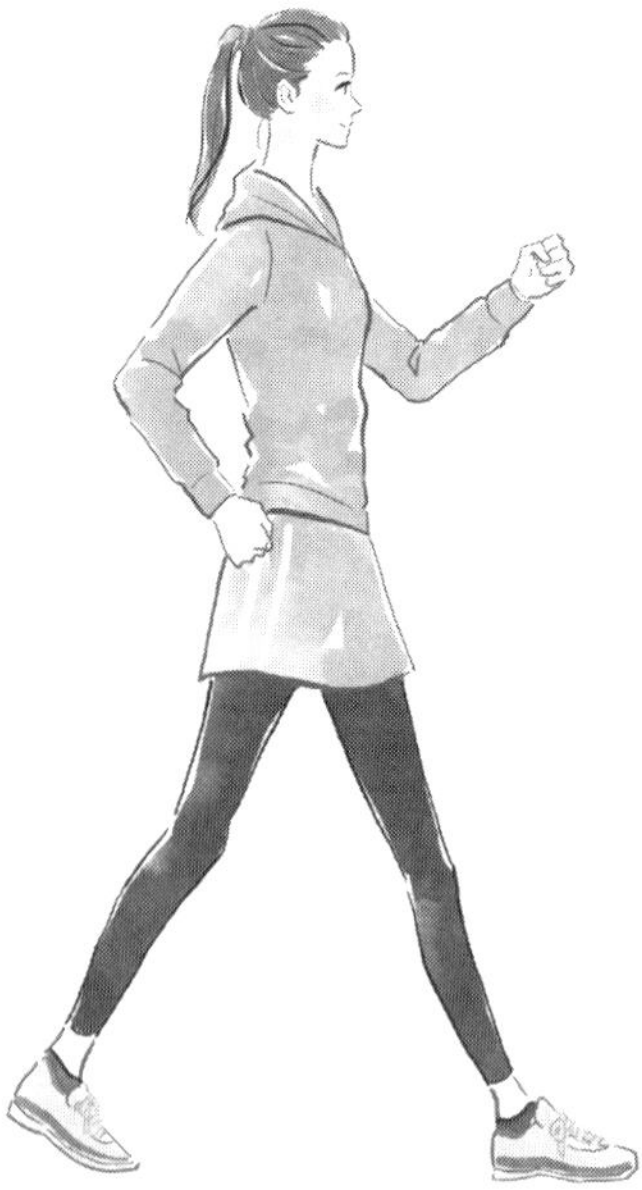

Thursday column

木曜日のあなたのための腸知識⑤

ダイエットはなんのためにするのでしょうか？

◎肥満とは何でしょう？

まずは当たり前のことを考えてみましょう。

肥満はどのように起きるのでしょうか？

それは、エネルギーの摂取量（食事）が消費量（体温調節10％、運動・生活活動30％、基礎代謝60％）を上回り、余剰なエネルギーが脂肪として蓄積されることでおきます。

家計簿で言うと、黒字部分が脂肪として蓄積され、肥満という資産を形成するというわけです。お金ならありがたいのですが……。

さて、この肥満という現象は理屈としてはとても単純なものです。

それなのになぜ、世の中の多くの人が肥満に悩み、女性の多くがダイエットしたいと願うのでしょうか？

それは、肥満が簡単な現象のように見えるけれど、実は非常にコントロールがむずかしいことだからなのです。

◎体重コントロールのむずかしさ

ここまで見てきたように、食べ物を体に取り込む腸の働きは、神経系、消化器系、循環器系などのさまざまな系とむすびついており、これらとバランスを保ちながら活動しています。ひとつの食べ物、ひとつの習慣、ひとつの薬で、そのバランスを長期にわたって維持することは不可能です。

そのうえ、ちょうどよいバランスは人それぞれです。他の人に効果があった方法が自分にも効果があるとは言えません。

たとえば、ある論文でこんな例をあげているのを見つけました。

【ダイエット例】

《課題》

体重を1キロ減らしたい。

《食事制限のみを実施した結果》

脂肪は1グラムあたり約8・8キロカロリーなので、1キロの脂肪を消費するには8800キロカロリーを消費する必要がある。

ということは、1日に300キロカロリー（普通盛りのご飯（150グラム）で250キロカロリー）制限すれば、1か月で1kgやせることができる。

しかし、食事制限をすると基礎代謝が下がるため、制限を解除した途端にリバウンドした。

《運動のみを実施した結果》

運動によって消費エネルギーを増やすと食欲も増加するので、運動のみで長期間体重を減らすことはできなかった。

《その他の影響①――加齢》

加齢とともに代謝量が減少するため、食事量が変わらなくても脂肪量が増加する(中年太り)。

《その他の影響②――遺伝的要因》

遺伝的要因が「太りやすさ」を規定し、環境要因が「太る原因」を決定する。しかし、遺伝的要因に加え、不規則な環境要因などが、太りやすさの個人差に影響を与えた。

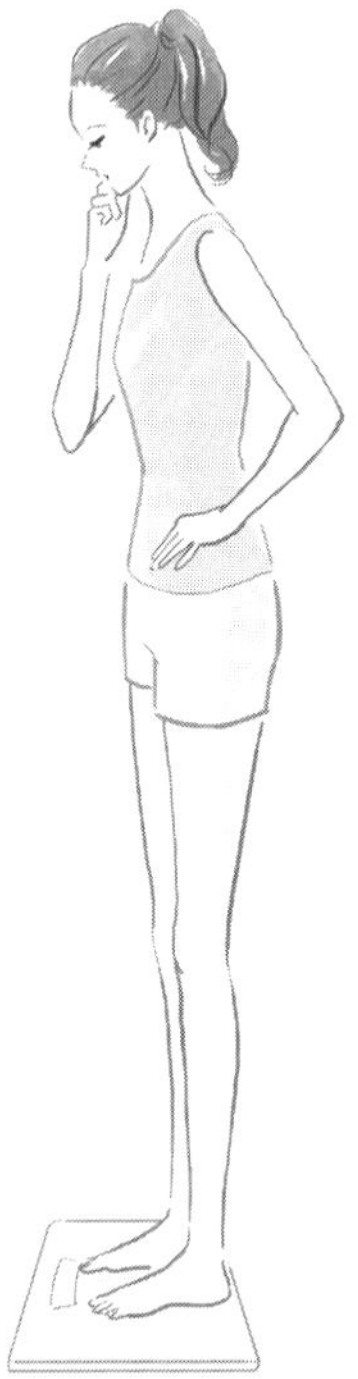

体重変化の要因
✿摂取エネルギー(食事)
✿消費エネルギー(運動＋代謝)
＋加齢による代謝の変化
＋遺伝による「太りやすさ！」

現実はさらに多くの要因が、みなさんの体重を増やしてやろうとたくらんでいることでしょう。だから、太っているからと言って、「自己コントロールができない」とか「だらしがない」などと考えないでください。

太ってしまうのは仕方がないのです。

◎大切なのはダイエットではなく「適切な体重の維持」

体重を減らすのはどうもむずかしそうです。

そこでわたしたちは目標を改めることにしました。

克服不可能に見える目標を、より実現できそうな目標に変えたのです。新たな目標は「適切な体重を長期間維持すること」です。

女性が太っている自分を嫌うのは「不細工」に見えるからです。本当の目的は「やせたい」のでなく、「きれいになりたい」だったはず。だから、きれいになることを達成目標にすればよいのです。

しかし、これでは目標が曖昧すぎます。そこで、長年エステティシャンを務めた経験から「きれいな人と健康な人はイコールだ」と断言し、この「適切な体重を長期間維持すること」を目標にしたのです。

◎腸内フローラに働きかける体重コントロール

適切な体重を保つ試みは、運動や手術などさまざまな形で行われています。

しかし中でも一番身近で、誰にでも可能なのが、腸内フローラを利用した体重コントロールです。

たとえば、肥満と腸内フローラの種類の少なさに相関関係のあることが、最近の研究ではわかっています。

他の曜日でも紹介したように、どうやら体重のコントロールという側面でも腸内フローラの種類や数の豊富さが必要不可欠であるようです。

そのためには、食物繊維を豊富に含んだプレバイオティクス食品と、乳酸菌などのプロバイオティクス／バイオジェニックス食品をとること、そして、それらが腸内で活発に活動できるように体温を維持すること。

これらの、派手さはないけれど堅実な方法が、体脂肪率を低下させることは間違いないようです。

VI

Fryday program

金曜日のあなた
食事でアンチエイジング

金曜日がやってきました。
明日は待ちに待ったお休みです。
一週間頑張ったごほうびに、
夜はつい、暴飲暴食をしてしまいがちです。

「そんなことをしてはだめ！」

とは言いません。

存分に楽しみましょう。

遊びがなくてなにが人生ですか！

けれども、すべてを忘れて自由奔放に飲んで食べてしまっては、

大切な腸がどんなことになるか、
火を見るより明らかです。

最低限の約束を決めて、

「それさえ守れば、何でもあり！」

というのはどうでしょうか？

たとえば、こんな決め事を考えてみました。——

金曜日のあなたに実践してほしい、3つの目標

①かむ！
②野菜から食べましょう
③何でも食べましょう

① かむ！

口に入れたものは何度もかみましょう。美容と健康のために、食習慣の、この基本中の基本をもう一度確認しましょう。かむことで、食材と唾液（消化酵素です！）を混ぜて、腸での消化吸収を助けるとともに、お顔の筋肉の活動によって血液とリンパの移動が活発になり、お顔のラインがひきしまります。

② 野菜から食べましょう

野菜はビタミンとミネラルの宝庫。加えて豊富に含まれる食物繊維は、腸内細菌のエサとなり、腸が活動するための大切な栄養源となります。また炭水化物の吸収をゆるやかにし、血糖値の乱高下を抑える効果がありますから、食べ過ぎの予防にもつながります。家でもお店でも――立食パーティでだって、いきなりローストビーフの列に突撃するのではなく、サラダやニンジンのグラッセなどをひとつまみしてから優雅に並びましょう。女子力も上がりそうです。

③ 何でも食べましょう

最近では、食に関するさまざまな情報が簡単に入手できます。「あれがお肌にいい」「これがアンチエイジングに効く」という記事を目にするたびに買いに走った経験はどなたもお持ちのはず。でも食事で一番大切なのは、できるだけ多くの種類の食材を食べるということ。いろいろな栄養素を摂取できると同時に、自然の食材に含まれている毒素を中和できる確率が高くなるのです。

金曜日のあなたに守ってほしい、
3つのタブー

①冷たい飲みものは最初の一杯だけ
②ひとつの食材に固執しない
③サプリメントに頼らない

①冷たい飲みものは最初の一杯だけ

仕事終わりの最初の一杯――冷たいビールや缶チューハイをぐっとひと飲みする快感は、何物にも代えがたいですね。でも、その一杯で終わりにしましょう。2杯目からは、常温か温かい飲みものに代えてください。ノンアルコールでも同じ。温かい飲みものは腸の活動をサポートします。その結果、お酒も食べ物もさらに美味しくいただくことができます。

②ひとつの食材に固執しない

ひとつの食材ばかり食べるとか、ある食材を毛嫌いするとかいう偏った食べ方をしている人はいませんか？　限度を超えてたくさん食べれば、水、塩、砂糖、その他どんな食材でも、深刻な病気に罹ったり、時には死に至ることもあるほど危険です。人工物や農薬を使ったものだろうと、オーガニックや無農薬のものだろうと、この事実は変わりません。特に純度の高いものや精製されたものは、たとえ「健康食品」と名づけられていても、一度に多くとることは避けたいものです。

③サプリメントに頼らない

純度の高いものといえば、サプリメントが代表ですが、「補助食品」として販売されている限りは効果も限られています。医薬品のようにパッケージされていますが、厳密な審査を受けていないので効果の保証はありません。それにも増して怖いのは「サプリメントを飲んでいるから、多少食べ過ぎても平気」などと考えてしまうこと。「補助」に頼らない食生活を目指しましょう。

金曜日のあなたにふさわしい
理想のタイムスケジュール

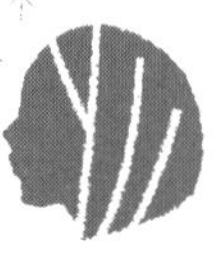

朝

6:15

まずは起き抜けのミネラルウォーター。次に朝食は目覚めのコーヒー、果物、卵か豆腐料理、パンやご飯、そしてヨーグルト。水分と食物繊維、脂質、炭水化物、乳酸菌をバランスよくとります。気をつけることは「とにかくかむ！」。ご飯やパンは甘く感じるまでしつこくかみましょう。朝は時間がなかったり、テレビや新聞をみながら食事することが多く、つい咀嚼《そしゃく》を忘れてしまいがちです。だからもう一度言いましょう。「とにかくかむ」。

6:30

ついでにお昼のお弁当を作ってはどうでしょうか。毎日はたいへんですから週に1度か2度。夕食や朝食の残り物を利用する程度でかまいません。「あ、明日はお弁当にしよう」と思いつくだけで、購入する食材やお惣菜がふだんとは違ってきます。食べ物の種類が増えれば腸は喜びます。

6：45

トイレは毎朝の日課。便の状態は食事内容の参考にしてください。便秘気味なら水分や油脂の多い食べ物、便が小さくて硬いようだったら、食物繊維の多い緑黄色野菜や玄米を多くとることを考えましょう。

昼

12：00

昼食もしっかりとりましょう。体が冷えるようなら、玄米、豆類、根菜類、発酵食品、香味野菜を含んだメニューを選ぶようにしてください。今日は中華、明日は洋食、明後日はインド料理などと、なるべくいろいろな種類の料理を食べるとよいでしょう。しかし日本人の場合、海藻を分解する腸内細菌を持っているなど腸内環境が和食に適応しています。「体が疲れている」「食欲が湧かない」といった日には和食が最適です。

13：00

「今日は仕事が忙しいからお昼抜き！」という日もあるかもしれません。でも食事を抜くと、体は脂肪を溜め込みやすくなります。仕事の段取りをつけて、なるべく食べるようにしましょう。どうしても都合がつかないときはドライフルーツをひとかけらでもいただきましょう。

14:00

昼食後の「魔の時間帯」です。眠気が次から次へと襲ってきて勉強も仕事もはかどりません。そこでコーヒー一杯と甘いものをすこしだけいただきましょう。糖質は脳が使うことのできる唯一のエネルギー源。少し早いおやつで喝を入れるのです。午後の早い時間に勉強や仕事の効率を上げられるか否かで、アフター5の時間の使い方が変わってきます。気合を入れて臨みましょう。ただし喝の入れ過ぎ（甘いものの食べ過ぎ）は禁物。

夜 19:00

余儀なく残業！　仕方なく会社でカップラーメンを食べることになっても、3つの約束事と3つのタブーを守りましょう。「やけ食い」や「ながら食い」は、あなたの体から、明日の活力も奪ってしまいます。気持ちが落ち込んでいるのに、体まで変調を来たしてしまった――。そうなっても誰も同情してくれませんよ。自分の体は自分で守りましょう。週末のディナーに間に合った人だって同じです。食事と会話と出会いを思う存分楽しんで

24:00

いただきたいのは山々ですが、明日の自分のために、やっぱり3つの約束事と3つのタブーだけは守りましょう。

金曜の夜は夜更かしをしがちです。お腹も空いてくるでしょう。お腹が空いていると眠れないという人もいるかもしれません。しかし空腹感は、みなさんの体の細胞内に存在するミトコンドリアの数を増やし、基礎代謝を高めてくれます。つまり健康的にやせるきっかけになるのです。さわやかな週末の朝を迎えるために、ここはひとつ我慢しましょう。

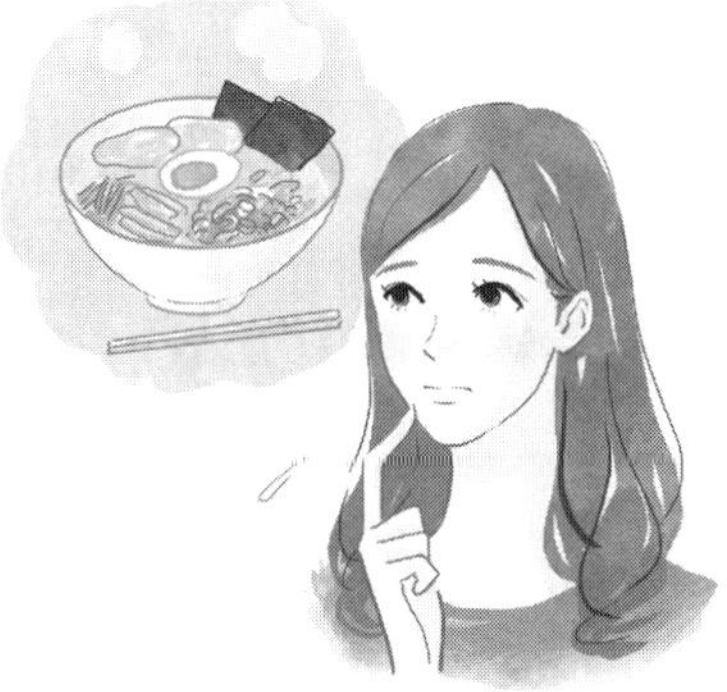

金曜日のあなたに、「食事のアンチエイジング」が必要なわけ

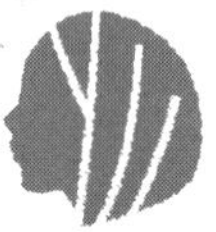

◎5大栄養素をバランスよくとりましょう

ヒトが生きていくのに必要なのは、糖質、脂質、タンパク質、ビタミン、ミネラルの5種類の栄養素です。

「糖質」はエネルギー源、「脂質」はエネルギー源や体脂肪など体の構成要素、「タンパク質」は肌、臓器、血液などの構成要素とエネルギー源、「ビタミン」は生理作用の調整、「ミネラル」は骨組織などの構成要素となります。

最近、「糖質制限ダイエット」などで目の敵にされている「糖質」ですが、脳は糖質しかエネルギー源にできません。5大栄養素はどれが不足しても、体に深刻な影響を及ぼしま

す。バランスを保っていれば、健やかな人生と美をいつまでも保つことができます。

◎自分で作れない必須栄養素を合成するもの

栄養素は、食べ物を唾液や胃液などの消化液で細かくすることによって、小腸や大腸から吸収されます。ところがヒトの体内では作れない栄養素があります。これを必須栄養素と言います。

必須栄養素には、ビタミン13種、ミネラル16種、タンパク質9種、脂質3種があります。これらはわたしたちの体内で生きている腸内細菌や酵素によって合成されています。

腸内細菌や酵素は温度が低いとうまく活動できません。

これが火曜日で述べた体温をケアする理由のひとつです。

◎ダイエットや美容に効く食べ物は本当にあるの？

ヒトの体は約60兆個の細胞でできています。これだけでなく、1000兆個いると考えられている腸内細菌やその他酵素などと、とても複雑に作用し合いながら、わたしたちの生命を維持しています。

そのうえ、その動きはひとりひとりが微妙に異なるものです。

ですから、すべての人に効果があるダイエットや美容方法が存在する可能性は低いでしょう。

◎わたしたちにできること

だからといって、美を追求する手を休めたくないのが、わたしたち女性です。

そこで、どんなに忙しくても、どんなに食欲旺盛でも、どんなに夜が遅くても、美を維持するために最低限守っていただきたいことをまとめてみたというわけです。

アンチエイジングの魔法は残念ながらありません。

だけど、アンチエイジングは日々の気配りによって可能だということを、ぜひ覚えておいてください。

その中心には必ず「食」があることも。

金曜日のあなたのための腸知識⑥

Fryday column

酵素の力で腸を助けましょう

◎酵素はタンパク質

最近よく健康食品のひとつとして「酵素」と呼ばれるものが体にいいと喧伝されています。

いったい酵素とは何でしょうか？

酵素はタンパク質の化合物です。ある物質に反応し、違う物質に変えることができるという特性を持っています。

酵素はさまざまなものの製造に使われています。

代表されるのは、味噌、しょうゆなどの発酵食品と呼ばれているものです。これらの原料を発酵させるのは酵母と呼ばれる細菌ですが、酵素はこの細菌に含まれているもので、けっして細菌自体ではないことに注意が必要です。

この他にもうまみ調理料やチーズといった食品、洗剤、化粧品といった製品の製造にも使われています。

◎わたしたちの活動のすべてに関わる酵素

わたしたちの体にも酵素があります。

酵素は私たちの体に起こるあらゆる活動を行うのに必要な物質です。食べ物から栄養を取り出し、エネルギーに変えてくれたり、傷や病気を治療してくれたりするのも、酵素の働きによるものなのです。

酵素としてすぐに思い出すことができるのが、唾液などに含まれる消化酵素です。消化酵素は食べ物を分解し、別の物質にします。たとえば唾液にはアミラーゼという酵素が含まれており、でんぷんをマルトース（麦芽糖）にします。腸液に含まれるマルターゼという酵素は、このマルトースをグルコースに変えます。このように、３大栄養素と言われる炭水化物、タンパク質、脂肪はすべて、消化酵素によって小さな分子に分解されます。分解されなければ、腸壁から吸収することができないからです。

わたしたちは子供の頃から、食べ物はよくかんで、唾液と混ぜ合わせなさいと教えられていました。それにはこのような理由があったからです。

消化酵素は、わたしたちにとって必要不可欠なものなのです。

消化酵素はたいへんわかりやすい例ですが、実はわたしたちの体は、ほとんどの過程で酵素が用いられています。

わたしたちの体が外界からの刺激に応答したり、わたしたちの細胞が増殖したりする過程をよく調べてみると、必ず酵素が関わっていることがわかったのです。

たとえば、体づくりやダイエット、エイジングなどでは必ず「新陳代謝」の重要性が説かれます。この新陳代謝とは、わたしたちが体に取り入れるあらゆるもの――食べ物や水、酸素など――を、エネルギーや新たな細胞の創出、生命を維持するために必要な物質に変える化学反応のことです。

この化学反応も、酵素がなければ起きないのです。

つまり、酵素は重要どころか、わたしたちの生命活動そのものであると言っても過言ではないのです。

◎酵素は温和な条件のもとで実力を発揮します

先に述べたように、酵素はタンパク質の化合物です。これが他の物質と化学反応を起こして、新しい物質を生み出すのです。

小学校の理科の時間に習ったように、化学反応は条件によって反応速度や効率が違ってきます。

わたしたちの体内にある酵素も同じです。

もっともよく働くのは、常温・常圧・中性付近です。

体温が高すぎたり低すぎたり、血圧が高すぎたり低すぎたり、酸性やアルカリ性に偏っている食品を食べたりすることでこの条件が崩れると、酵素はたちまち力を発揮できなくなってしまいます。

この状態を「失活」と言います。

体の中の酵素が失活してしまったら、わたしたちはどうなるのでしょう？

当然、活動力を失ってしまいます。

◎酵素を含む健康食品は体に効く？

そのような場合、酵素が含まれているとされる健康食品は、果たして効果があるのでしょうか？

残念ながら現段階では、はっきりした科学的なエビデンス（根拠）は得られていないということです。なぜなら、食品やカプセルのような形で体に取り込んだ酵素が、それを必要としている箇所へ「ちゃんと届いているのか」「どのように届けられているのか」が、はっきりしないからです。

◎酵素とファスティング

科学的な判断ではありませんが、わたし自身は、酵素を含む健康食品には体の状態を向上させる効果があると実感しています。

それは「ファスティング」を体験していた時の話です。

ファスティングとは断食の一種です。カロリー制限によって体重を減らすのが目的ではなく、体の消化器官全体を一時休ませることで、消化酵素の分泌機能を刺激し活性を促すことが目的です。フランスでは「メスの要らない手術」などとも呼ばれているそうです。

完全な断食ではなく、水やある種の流動食のみはとってもかまいません。わたしの場合は、酵素をふんだんに含むドリンクをとっていました。

これまで数度のファスティングを経験しているのですが、この酵素を含むドリンクを使ったときが、もっとも調子がよく、ファスティングを終えた時にはまるで生まれ変わったみたいな気持ちになりました。もちろん、お肌や内臓もすばらしい状態になったのです。自分が勝手に思っただけでなく、エステティシャンの仲間からも驚かれたほどでした。

根拠があるわけではありませんが、たとえば最近話題になった「糞便移植療法」という治療の際も、施術後にプロバイオティクスを積極的にとると術後の結果がよくなる傾向にあるという話を聞いたことがあります。酵素を含む栄養食品も使い方次第だと考えたほうがよいのかもしれません。

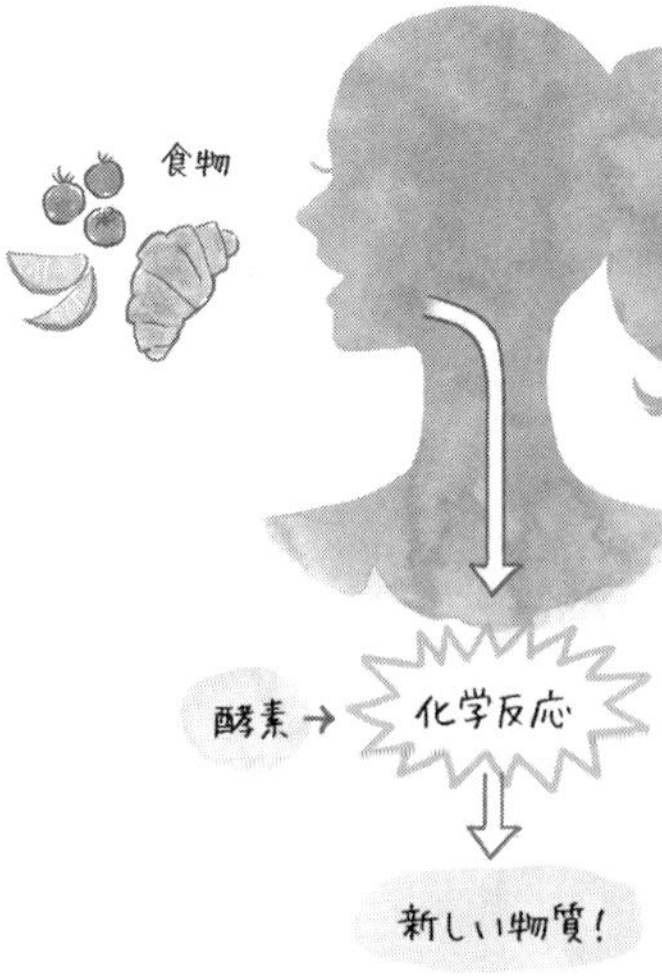
食物
酵素→
化学反応
新しい物質!

Ⅶ

Saturday program

土曜日のあなた
体をレストア

休みましょう！
すべてを忘れて。
できれば一日中。
できなければ、できるだけ。

たった5分でも、
「今、私は休んでいる」
と自分に言い聞かせれば、
意外に充実した休息時間になるものです。

また「休む」とは、
ゴロゴロ、だらだら、だけではありません。
気分を変えるだけでも、
こころは十分に息をつくことができるのです。

さあ、休みましょう。
「わたし」を取り戻す土曜日の始まりです。

土曜日のあなたに実践してほしい、3つの目標

①眠りましょう
②未知の場所を探しましょう
③人と話しましょう

①眠りましょう

最近、睡眠不足の人は、翌日スナック菓子が止まらなくなるという恐ろしい研究結果が発表されました。さらに睡眠不足は腸内細菌に影響を与え、肥満体質に変化させてしまうのだとか。忙しいのはわかります。だけど睡眠だけはたっぷりとりましょう。スマホ、音、光は禁止です。これは美しくなるための義務です。

② 未知の場所を探しましょう

たっぷり眠ったら、次は頭をリセットしてください。空っぽにするのです。ふだん行かない場所へ行ってみましょう。旅行でなくてもオーケー。隣町、裏庭、2階の屋根、乗ったことのない路線バス、入ったことのないカフェ。引越以来開けていない押入の整理だって効果十分です。いつもと違う情報に触れることで、ウィークデイに起こった嫌な出来事を一瞬でも忘れられたら、この週末はすばらしいものになるはずです。

③ 人と話しましょう

頭が空っぽになったら、次は何か楽しい物を詰め込みたいですね。人と話をしましょう。家族でも友人でも、恋人でもかまいません。誰も都合がつかないなら、ショップの店員さんでもいいのです。相手にやさしい言葉を掛けてください。勇気がないなら、微笑みかけてあげましょう。その瞬間、相手だけでなく、ウィークデイに傷ついたあなたのこころと体も癒やされるはずです。つまり、腸が動き、腸内細菌が増えるのです。そしてその循環は、やがてお肌の張りやつやへと行き着きます。

土曜日のあなたに守ってほしい、3つのタブー

① 眠気をがまんしない
② 心地よさをあきらめない
③ 発熱を放っておかない

① 眠気をがまんしない

ヒトに適した睡眠時間は7時間。それ以下が数日続くと、脳の回転が徹夜をした人と同じくらい落ちてしまうそうです。毎日ちゃんと眠れていても、休日になると一日中眠くてたまらない人は、少し睡眠時間が足りないのかもしれません。

寝溜めはできないなどと言われますが、頭がはっきりしないなら、朝でも昼でも夕方で

も、ちょっと横になりましょう。昼寝ができない体質の人でも、光と音を遮断するだけで神経が休まり、睡眠に近い効果が得られます。

②心地よさをあきらめない

せっかくのお休みです。浴室や寝室にアロマオイルを施したり、お香をたいたり、布団を干して日なたの匂いに包まれたりしてみましょう。心地よさは、幸せホルモンであるセロトニンの分泌を促します。このセロトニンを作るのが腸です。これが、こころの安定が腸に必要であるとともに、健全な腸の働きがこころの安定に必要である理由のひとつです。

③発熱を放っておかない

発熱は体からのシグナルです。病原菌やウイルスと戦っている時、それらを殺すために、体はわざと熱を発するのです。さらに、眠気を催すとともに手足が温かくなるのは、体が眠る準備をするため体温を下げているからです。

体温の変化に気づいたら、無駄な抵抗は止めて、おとなしく従ってみましょう。

土曜日のあなたにふさわしい
理想のタイムスケジュール

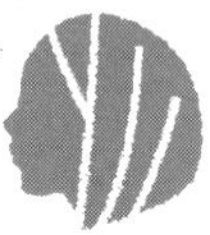

朝

9:00

朝寝坊しましょう。とはいえ、必要以上に長く寝てはいけません。生活のリズムが乱れたり、寝すぎてしまって予定をうまくこなせずに自己嫌悪に陥る可能性があるからです。睡眠時間は7時間を目安にしましょう。起きたらまずカーテンを開けて日を浴びてください。次にミネラルウォーターを一杯。朝食も忘れずにとります。食事を抜くと細胞が飢餓状態だと勘違いして、脂肪を蓄積しようとします。

10:00

朝食後も、ゲームをしたりテレビを眺めるのでなく、掃除や洗濯などをこなしましょう。夏などは午後になると日差しが強くなるので、外出する用事は午前中に済ませてしまいましょう。もちろん、外出時は日焼け止めを塗ってください。お化粧はいつもより薄くしましょう。「スッピンなんて恥ずかしくて」なんて言っていると、本当に恥ずかしいお肌になりますよ。

昼

12:00

昼食をとりましょう。散歩がてら近所のお店までランチをしに行ってもいいですね。一人でゆっくりするのもよし、家族や友人、恋人を誘うもよし。その時の自分の気持ちや体のコンディションに合わせましょう。一番よくないのは、他人の意見に左右されること。休みは自分自身のためだけにあります。

13:00

新しいお店、知らない公園、子供たちの遊び場、長い間手入れをしていない裏庭やベランダなどにふらりと入ってみましょう。片づけなどに夢中になれたらラッキーです。それに没頭することが、脳とからだをウイークデイ・モードから休日モードに変えてくれます。

15:00

疲れたり眠気を催したりしたら、すぐに横になりましょう。パートナーとマッサージをし合ったり、ふだんは使わないアロマなどを試してみるのもいいでしょう。ただし香りはほんの少し、かすかに漂う程度にしてくださいね。強い匂い、強い光、大きな音は意識するしないにかかわらず、脳を疲れさせてしまいます。せっかくの休息時間を無駄にしかねません。

夜

19:00

いつもと同じ時間に夕食をとりましょう。

20:00

週末くらいはシャワーで済ませるのではなく、湯船にお湯を張ってゆっくりと浸かりましょう。体の芯まで温まったら、頭のてっぺんから足の爪先まで手を使って丹念に洗ってください。自分の体とはいえ、案外触ったことのない部分があるものです。背中やお尻や生殖器、太ももや関節の裏、くるぶし、足の指の股などの状態を確かめてみてください。健康で美しい自分になる第一歩は、今の自分の状態を知ることだからです。そして気持ちよい部分があったら、軽くマッサージしてみましょう。思わぬ箇所に疲労が溜まっていたことがわかるはずです。

22:00

まだ眠るには早い時間ですが、パジャマに着替え、ベッドを整えておきましょう。スマホやパソコンのような強い光の出る機器も、このあたりでスイッチを切ったほうがよいかもしれません。

23:00

眠りましょう。


よい土曜日でしたか？

思った通りに疲労は回復しましたか？

「今日は何もしないぞ」とこころに誓っても、週末はさまざまなイベントが目白押しで、うまく休息できないことが多いかもしれません。

でもそんな時だってイライラしてはいけません。

無事に一日を送れたことに感謝しましょう。

土曜日のあなたに、「体のレストア」が必要なわけ

◎「体を休める」ことの効用

「『体を休めること』の効用ですって？　そんなもの誰でも知っているわ」

という声がみなさんから聞こえてきそうです。

でも本当に理解しているでしょうか？

理解しているなら、なぜこんなに寝不足の人が溢れているのでしょう？

「体を休める」とは、つまり「睡眠をとること」です。

睡眠とは、副交感神経を優位にして代謝を下げ、同時に神経の反応レベルも下げることを言います。

代謝を下げるには、体温を十分に下げなければなりません。それでも最低限の体温を保つ必要があるために、十分に温かい布団が必要になります。

また神経の反応レベルを下げるには、光や音といった刺激を減らさなければなりません。特に目からの刺激を遮断する必要があります。テーブルランプやテレビを付けっぱなしにして眠っても、神経は休まらないのです。

◎腸と睡眠の関係

睡眠は腸にも大きな影響を及ぼします。

腸の動きを司る迷走神経は、交感神経系と副交感神経系が混在していますが、目覚めている時は交感神経系が優位となり、腸の活動を抑えます。逆に眠っている時は副交感神経系が優位となり、腸が活発に動くのです。

睡眠時間が短いということは、それだけ腸の活動時間も短いということです。よって十分な役割を果たせずに、便秘や下痢、さらには深刻な病気の原因ともなるというわけです。

また睡眠不足がイライラを誘発することはよく知られています。このメカニズムにも、睡眠不足による腸の不調が影響を及ぼしているのではないかと考えられています。

◎十分な睡眠は美容と健康の基本

さらにある研究は、たくさん眠った人のほうがダイエットの効果が高く、筋肉量も増えるという結果を報告しています。

もちろん、「食べては寝る」ではこのような結果を得られるはずはありません。よく食べ、よく動き、それからよく眠ることが大切なのです。

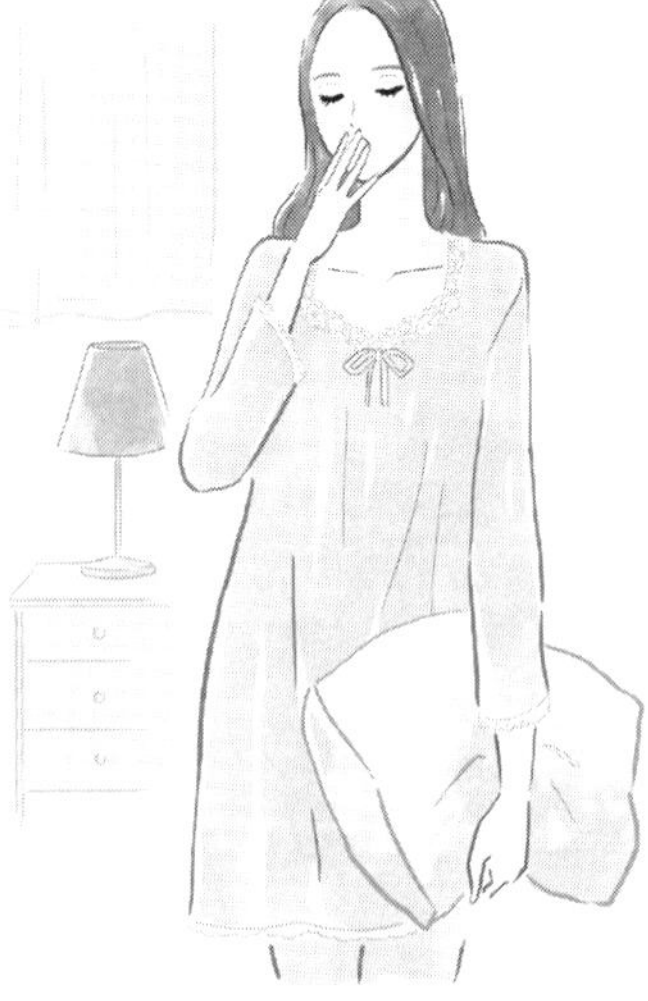

Saturday column

土曜日のあなたのための腸知識⑦
免疫力を高める腸セラピー

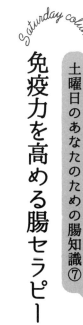

◎ 免疫力とは？

美容や健康の世界ではよく「免疫力を高める」などと言います。

この免疫力という言葉は医学用語ではありませんが、一般に「病原体から体を守るために、もとから人間に備わっている機能」だと考えられています。

免疫力の言葉の元になった「免疫」とは、生物が「体内に紛れ込んだ自分とは異なるものを排除する」仕組みのことです。主に血液内の白血球がその役割を担っています。また、リンパ液も同じ役割を果たしています。

ちなみに虫に刺されたり、何かにかぶれたりした際、お肌が赤くなったり、腫れたり、熱を持ったり、じんじん痛んだりしますが、これらはわたしたちの免疫系が外部からの刺激に対して最初に発するシグナルです。

このシグナルを察知すると、白血球やリンパ球が現場に急行し、病原体をやっつけるというわけです。

この免疫の力が支障なく発揮される状態を「免疫力が高い」と言います。一方、何らかの原因で発揮できない状態を「免疫力が低い」と言います。

免疫力が低下しているとさまざまな病気に罹ります。

たとえば、疲れている時に風邪やインフルエンザに罹りやすいことはみなさんも

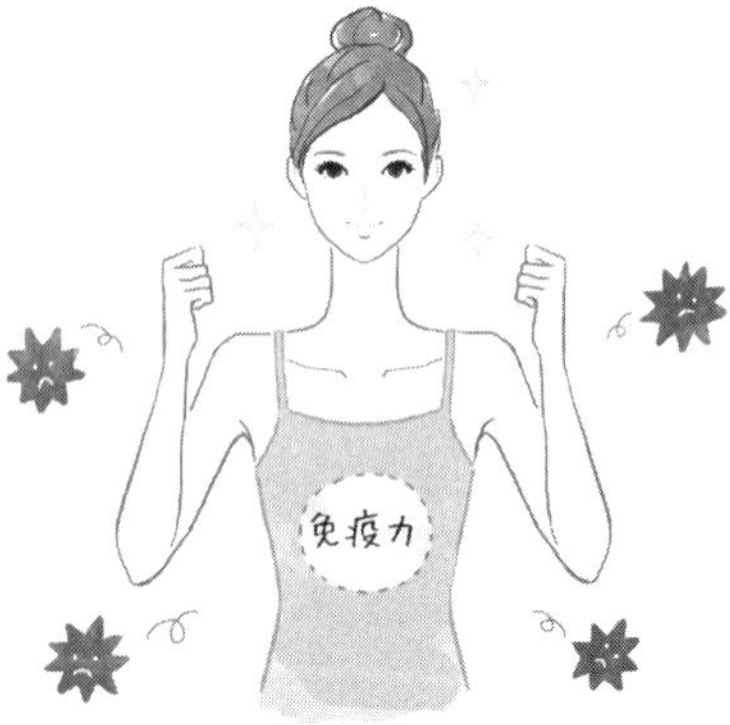

経験から知っていると思います。また医療機関で細菌や病原体への感染が広まることを院内感染と呼び、致死率が高いことからたいへん恐れられていますが、これは医療機関にいる人の多くが何らかの病気に罹っており、免疫力が下がっていることと、病原体が薬に対する耐性を持ってしまっているために、容態が重篤化する可能性が高いためです。

◎病原体だらけのこの世界を生き抜くには？

さて、この世界はどこに行っても細菌から逃れることは不可能です。

細菌よりさらに小さなウイルスはなおさらです。

スマホ、パソコン、デスクの上、空気中、わたしたちのお肌、口の中は細菌やウイルスだらけだと言っても過言ではありません。

しかし、これらの細菌やウイルスの多くは無害です。

ところが免疫力が低下している状態で感染すると、たちまち感染症を引き起こします。

これを日和見感染と言います。

たとえば、カンジダ菌はわたしたちのお肌や消化管、生殖器に平時から生息する細菌ですが、ビタミン不足などで免疫力が下がると、カンジダ症という病気を引き起こします。またヘルペスウイルスは、感染直後はヒトの細胞内に潜伏します。そして宿主の免疫力が低下すると活性化して悪さをします。帯状疱疹はその代表例です。

お肌が弱く、さまざまなトラブルに悩まされる方がいらっしゃいますが、多くは、免疫力の低下による日和見感染が原因ではないかと、わたしたちは考えています。ということは、免疫力をアップすれば、病気に悩まされることも、お肌のトラブルに悩まされることも少なくなるはずです。

◎どうすれば免疫力を上げられるでしょうか？

免疫力の低下は、

① 免疫力が低下する病気に罹っている
② 免疫抑制剤を使用中である

③　加齢などによる体力低下

④　疲労や睡眠不足などによる体力低下

などの原因によって起きます。

①②は医師による診断と治療が必要ですが、③④に関しては、わたしたち自身の力で予防することができます。

免疫力を上げるために、次のようなことに気をつけましょう。

i　「十分な」休息をとる

ii　「十分な」睡眠をとる

iii　ストレスを排除する（ストレスを受け流す前向きなこころをもつ）

iv　「適切な」カロリーと「多くの」種類の食事をとる

v　「適切な」体温を維持する

vi　血液とリンパの流れを「十分に」確保する

この6つを見て、何かお気づきになったことはないでしょうか。
そうです。
これらはこの一週間で学び、実践してきたことと同じなのです。
すべて健全な腸を作り上げるためだったのに、どうして免疫力につながるのでしょう？
それは腸がヒトの体の中心だからです。
だからみなさん、腸のことをもっと考えましょう。
そして、本書で述べた一週間のプランを実践してみてください。
「いつまでも美しくありたい」という希望は、かならず叶います。

腸とあなたを育む

食事、運動、マッサージ、入浴、心構えのヒント集

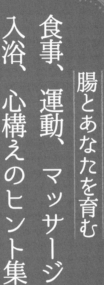

便秘と冷え性には密接な関係があります。

つまり、

腸内に老廃物が増え、腐敗ガスが溜まる↓排出されないガスが血液に溶け込む↓血液がドロドロになる↓毛細血管まで血液が届かなくなる↓血液によって体温を維持できず冷え性になる↓冷えは筋力を弱め、便を排泄する力が弱くなる↓腸内に老廃物がさらに溜まりやすくなる

という悪循環が生まれるのです。

お客さまにも両方で悩んでいる方が多くいらっしゃいます。

その場合、私はまず、冷え性の改善から行うことをお勧めしています。そのために以下の食事、運動やマッサージ・入浴法、呼吸法、ファスティングなどが有効です。

【食事】

①腸の健康は朝の食事から始まります。かならずミネラルウォーターを飲み、温かいものを食べましょう。

②就寝3時間前までに食事を済ませましょう。

③発酵食品と食物繊維を多くとるように心がけましょう。発酵食品には抗酸化作用がありアンチエイジングに効果があるといわれています。効果はすぐには現れません。続けることが大切です。

《発酵食品》納豆、キムチ、植物性乳酸菌（塩分不使用の漬物）、ナチュラルチーズ

《食物繊維》野菜・果物、大麦など

④味噌汁やスープのちからに注目しましょう。特に味噌汁は、体温を上げるだけでなく、味噌に含まれる乳酸菌が腸内環境を整えてくれることがわかっています。ま

た原料の大豆に含まれるイソフラボンやビタミンB群は美肌に効果があるといわれています。血糖値の上昇をゆるやかにする効果もあります。

⑤味噌汁の具材は大きめに切って、かむ回数を増やすようにしてください。唾液（消化酵素）の分泌が活発になります。

《味噌汁の具に適した食材》根菜類、キノコ類、豆類、海藻類、イモ類

⑥酢をとりましょう。酢には唾液や胃液などの消化酵素の分泌を活発にする効果があるほか、腸が活動するためのエネルギー源ともなります。ただし、「生」で飲むと食道炎などの原因となります。料理にかけたり、和えたりして使いましょう。

⑦過度の精神的ストレスで体調が思わしくない時は、マグネシウムが含まれている食材をとるように心がけましょう。マグネシウムには、自律神経のバランスを整え精神を安定させる働きがあるといわれています。

《マグネシウムを多く含む食材》大豆、玄米、ゴマ、ホウレンソウ、ヒジキなど

【運動&セルフ・マッサージ&入浴法】

①適度な運動を行いましょう。「適度な運動」のレベルとは、通勤・通学、あるいは散歩などの際に「大股&早歩き」を心がけることで十分です。しかしこの時、②の正しい呼吸法を行うことが重要となります。

②正しい呼吸法をマスターしましょう。ゆっくり息を吸い、息を止めて4カウントくらい数え、そして一気に吐きます。これを3〜5回繰り返すと、こころが落ち着くとともに、全身に酸素が行き渡ります。当サロンでは、腹式呼吸法をアレンジした呼吸法をみなさんにお教えしています。

③朝に逆立ちをしましょう（できる方だけ。無理はケガの原因になるので、あくまでもご提案です）。血流の改善とともに、腸への刺激を与えることで便秘の解消に効果があるといわれています。このときも「正しい呼吸法」を忘れずに。

④横になりながら、お腹まわりをやさしくマッサージしてみましょう。「正しい呼吸

法」を用いながら、ゆっくり触るだけでも効果があります。

⑤背伸びをしましょう。緊張し硬直した筋肉を伸ばすことで血流も改善します。

⑥できるだけシャワーで済ませず、入浴をして全身を温めましょう。タラソテラピーや水素入浴は代謝を高める効果があるためおすすめです。

⑦アロマ入浴を試してみましょう。筋肉の緊張や疲労を緩和する効果が期待できます。

⑧腹巻きを使ってみましょう。当サロンでは、オーラストーンが編み込まれている腹巻きに注目し、お客さまの9割にお使いいただいています。私も以前から使用しており、腸は常に適切な温度に保たれているため、長年便秘知らず冷え性知らずです。

【ファスティングについて】

ファスティングとは「断食」のことを言います。断食といっても、すべてを断つのではなく、一定期間固形物を食べないという意味です。

ファスティングは、摂取カロリーを抑えてダイエット効果を得ることではなく、疲れた消化器系を休ませ、腸内をきれいにし、代謝などを活性化させるのが目的です。汚れた細胞をきれいな細胞に戻す唯一の方法といわれています。

この50年ほどで日本人の食生活は急激に変化しました。米飯の摂取量が減る代わりに肉や油が増え、野菜、果物、魚介類などは加工された輸入食品が多くなりました。また生野菜や果物を積極的にとったとしても、栽培方法の変化により、それら自体の栄養価、酵素量が下がっていると言われています。また、食品添加物、残留農薬、放射性物質、遺伝子組み換え食品、環境ホルモンなどの問題も無視できません。日本人は保存料や食品添加物を年間4~8キロも摂取しているという調査もあるのです。

これらが原因となって、現代日本人は体内酵素の生産量が減っていると言われています。この傾向に歯止めをかけるのが「ファスティング」なのです。

当サロンでは、ファスティングによる体質改善についてもご指導させていただいています。

しかし定期的なファスティング以上に大切なのは、食生活の改善です。

食べ過ぎ、野菜不足、上白糖や動物性タンパク質の過剰摂取、食品添加物や保存料を含む食品を避け、自然農法などで栽培された野菜や果物、そして発酵食品を多くとるようにしましょう。

そうは言っても、酵素は不足しがちです。

そこで本サロンでは、酵素ドリンクなどによる安定的な酵素の摂取をおすすめしています。

【心構え】

①毎日1％だけ美しくなる努力をしましょう。たった1％ですが、複利計算ですから、1年後にあなたの美しさは約38倍になります。全く違う女性に生まれ変わるようなものなのです。だから私は、毎日1％の努力をおすすめしています。

《1％の努力とは？》

・毎朝、その日の目標を決め、声に出して言ってみましょう。

・何事もボランティア（奉仕）の精神で臨みましょう。

・他人に親切にしましょう。

・腹のたつ出来事が起きても、それは幸運だったと考えてみましょう。

・「ありがとう」と言われることを1日5回しましょう。

②「外見を磨くこと」にも、1％の努力を注ぎましょう。食事、睡眠、運動、精神的安定、お肌のお手入れ、ダイエット、そしてエステティックサロンの活用。これらはみんな「外見を磨く」ための努力です。努力はかならず報われます。

そして、エステティシャンの祈り　――あとがきに代えて

サロンでお客さまに施術をする時、わたしには必ず行う儀式があります。

目をつむり、手に意識を集中することです。

意識が乱れたまま、施術を始めることはありません。特にお顔にふれる場合は、集中を最高にまで高めます。そうしないと、お肌の奥にある筋肉や腱、内臓、血液、リンパ液の状態を感じることができないからです。

そうやって、30年近くのあいだに1万人近くのお客さまのお肌にふれ、最高の状態へ導くために、一生懸命に施術をさせていただきました。

その姿は、まるで何かに祈るようだと、どなたかに言われたことがあります。

実際に祈っているのです。

「わたしの手のひらで、お客さまがきれいになりますように」

だけど、エステティシャンにできることには限界があります。

どんなに祈っても、どんなに意識を集中しても、ご本人が本気できれいになりたいと願い、日々努力を積み重ねてゆかなければ、完璧に仕上げたお肌も長くは続かないのです。


そこで数年前から始めたのが、お食事を中心にした生活習慣のご指導です。

指導と言っても、上から目線で規則を決めたり、つらいトレーニングメニューを強制したり、怪しげなサプリメントを勧めたりということではありません。毎日、無理なく、どこでも実践でき、いつの間にか習慣になって、実践していることも忘れてしまうようなメニューを中心にしたセラピーです。

そのセラピーの中心に「腸」があるのは、偶然に過ぎません。

美容と痩身の専門家という立場から、ヒトの体について勉強を重ねた末にたどり着いたのが、「腸の健康」だったのです。

この本は、その活動の集大成でも、経過報告でもあります。

今後、さらに内容を洗練させ、このメソッドを向上させていくつもりです。

施術のテクニック、「腸の健康」を中心にした生活習慣のご指導の他に、わたしがお客さまにご提供できることが、あとひとつあります。

それは勇気です。

きれいになるには、まず勇気が必要なのです。

小顔になりたい、吹き出物を治したい、すてきなフェイスラインになりたい、シミ・シワを改善したい、すばらしいスタイルを手に入れたい——口では何とでも言えます。

でも、はじめの一歩を踏み出すには勇気が必要なのです。

エステティックサロンにいらっしゃったお客さまには、勇気があります。

その勇気を次の勇気につなげていくために、わたしたちエステティシャンがやらなければならないことは山ほどあります。

たとえば、お金の問題とか——。

どんな化粧品を買い、どんなペースでサロンに通うのが、もっともコストパフォーマンスがよいかといったことについて積極的にご提案し、プランをご提供したいと考えています。

「きれい」は「腸の健康」に通じ、腸の健康は「よい生活」に通じ、よい生活は「よい人生」に通じます。

そう考えると、わたしたちエステティシャンの祈りは、

「女性のみなさんに、晴れ晴れとした笑顔で人生を歩んでいただく」

という一点に集約されるのかもしれません。

エステティックサロン「シュエット」を通じて、女性のみなさまに私がお伝えしたかったことはすべて本書に託しました。

女性の笑顔は、子供たちはもちろん、みんなの笑顔につながります。日本中が、世界中が笑顔になれるよう、今後も努力していくつもりです。

最後になりましたが、いつも近くから静かに、そして温かく見守ってくれている家族や友人たちに感謝の気持ちを捧げます。

さらに、これまで施術させていただいたすべてのお客さまへの感謝の気持ちは、言葉にならないほどです。

「シュエット」をすばらしいエステティックサロンにすること、さらにはエステという技術を広めることに少しでも貢献して、みなさまへの恩返しに代えたいと思っております。

最後までお読みいただき、本当にありがとうございました。

次はサロンでお会いしたいですね。

青木 紀子（あおき のりこ）

18歳で理美容専門学校に入学。資格取得後、22歳からはエステティシャンとして活動。現在、東京・自由が丘においてエステティックサロン「シュエット」を主宰。

「最高のサービスで、お客様に感動と信頼と笑顔を！」がモットー。その実現のため、常に最新技術を学び、研究と実践に励む。お客様の自分磨きに関わることができるエステティシャンという職業に誇りをもち、日夜感謝の念を欠かさない。
●保有資格
理容師国家資格、一般社団法人日本酵素・水素医療美容学会公認ファスティングカウンセラー、JAAジャパンアンチエイジング協会 整顔美容矯正師
●ディプロマ
トータルビューティアカデミー認定 フェイシャルトリートメント、ボディトリートメント、メンズエステ

凄腕エステティシャンが教える、きれいで健やかな、
腸とあなたを育む一週間

2017年 3月18日 初版発行

著　　者　青木紀子
本文イラスト　大塚あづさ
定　　価　本体価格 1,500円+税
発 行 所　株式会社　三恵社
〒462-0056 愛知県名古屋市北区中丸町 2-24-1
TEL 052-915-5211　FAX 052-915-5019
URL http://www.sankeisha.com

ISBN 978-4-86487-536-3 C0077 ¥1500E